四季常见病的

预防与护理

杨青敏 主编

上海科学技术文献出版社
Shanghai Scientific and Technological Literature Press

图书在版编目（CIP）数据

四季常见病的预防与护理 / 杨青敏主编 . —上海：上海
科学技术文献出版社，2016.4
ISBN 978-7-5439-7011-3

Ⅰ . ① 四… Ⅱ . ① 杨… Ⅲ . ① 常见病—预防（卫生）
② 常见病—护理 Ⅳ . ① R4 ② R47

中国版本图书馆 CIP 数据核字（2016）第 076980 号

责任编辑：张 军 黎世莹
封面设计：袁 力
插 图：黎世莹

四季常见病的预防与护理
杨青敏 主编
出版发行：上海科学技术文献出版社
地 址：上海市长乐路 746 号
邮政编码：200040
经 销：全国新华书店
印 刷：常熟市人民印刷有限公司
开 本：650×900 1/16
印 张：13.75
字 数：172 000
版 次：2016 年 5 月第 1 版 2016 年 5 月第 1 次印刷
书 号：ISBN 978-7-5439-7011-3
定 价：32.00 元
http://www.sstlp.com

四季常见病的预防与护理

主　编：杨青敏　　复旦大学附属上海市第五人民医院
副主编：赵慧华　　复旦大学附属中山医院
　　　　丁　飚　　上海交通大学医学院附属第六人民医院
　　　　曹艳佩　　复旦大学附属华山医院
　　　　储　静　　第二军医大学护理学院
　　　　王　靖　　复旦大学附属妇产科医院
　　　　白姣姣　　复旦大学附属华东医院
　　　　钱桂香　　上海交通大学医学院附属瑞金医院卢湾分院
　　　　岳立萍　　第二军医大学附属长征医院
主　审：叶文琴　　上海市护理学会副理事长
编　委：（按姓氏笔画排序）
　　　　王慧美　　复旦大学附属儿科医院
　　　　王　艳　　上海交通大学医学院附属仁济医院
　　　　冯士雯　　上海中医药大学附属岳阳中西医结合医院
　　　　卢　湘　　复旦大学附属华东医院
　　　　乔建歌　　复旦大学附属上海市第五人民医院
　　　　陈雷华　　复旦大学附属肿瘤医院
　　　　李玉梅　　同济大学附属上海市肺科医院
　　　　陆　巍　　上海中医药大学附属龙华医院
　　　　沈文军　　上海交通大学附属胸科医院
　　　　单　蓉　　复旦大学附属眼耳鼻喉科医院
　　　　施晓群　　上海交通大学医学院附属瑞金医院
　　　　赵艳君　　上海交通大学医学院附属新华医院
　　　　黄艳秋　　复旦大学附属中山医院

编 者 的 话

随着社会的进步与人民生活水平的提高,人们对健康知识的需求越来越多。无论是孩子,还是大人,都要经历春夏秋冬四季,四季节令不同,天气变化不同,相关疾病也就不同了。很多疾病也反映了季节性,比如夏季炎热,人们易出现中暑;春季春暖花开,易出现过敏。

为更好地从疾病预防、科普宣传着手,上海市护理学会科普专业委员会成员从四季角度入手,对不同时令出现的多发病、常见病进行梳理,根据多年来的临床护理经验,运用通俗易懂的语言编辑成册,图文并茂,生动、直观地展现了一年四季常见病的症状、发病原因,并具体细致地描述了预防和护理方法。春夏秋冬四季,春季是柳树依依之绿,夏季是山花烂漫之红,秋季是硕果满枝之金,冬季是晶莹雪色之白,我们希望通过这本护理科普著作,让广大民众能在一年四季的色彩变换中,学习疾病预防的科普知识,更健康地生活!

此书的诞生凝聚着上海市护理学会科普专业委员会各位成员的心血,每位作者都在工作之余花费大量的时间用心地写作,感谢承担此书编著工作的每一位作者,也感谢上海市护理学会给与的大力支持!

理事长寄语

　　随着人们健康需求的提升，科普健康管理也越来越受到重视。上海市护理学会科普专业委员会汇集了来自上海多家三级医院的临床护理专家、护理专业骨干，他们从自身的专业角度出发，分别就春、夏、秋、冬四季的常见病和多发病的原因、症状及家庭的预防和护理进行通俗易懂的科普知识介绍，他们有着扎实的医学学识和丰富的临床护理经验，使本书具有较强的科学性、实用性和可读性。

　　本书以通俗的语言、生动活泼的插图，为广大读者朋友的春夏秋冬送去温馨的呵护！感谢科普专业委员会的委员们在工作之余，为百姓送上这样的科普著作，希望能为人们的四季健康作出护理工作者应有的贡献！

上海市护理学会理事长

健康科普寄语

　　健康——越来越受到人们的关注，它是我们生活和事业的根本。我们生命的年轮经历着春夏秋冬的洗礼，我们的健康也在四季轮回中接受着考验。

　　今天我们看到上海市护理学会科普专业委员会的各位护理专家编写的《四季常见病的预防与护理》一书，他们在工作之余倾力编写了这本科普读物，凝聚了上海市护理科普工作者的知识和智慧，体现了他们对科普健康医学的社会责任和热情。本书在内容上具有科学性、普及性、可读性，是一部贴近民众，四季常见多发病的预防和居家护理的科普佳作，必将对广大市民在日常起居生活中促进健康发挥重要的作用。

　　感谢上海市护理学会科普专业委员会的各位作者，在今后的工作中希望你们能够更多地普及健康知识，为护理的科学普及多做贡献，为实现全民健康的中国梦努力工作！

上海市科普作家协会　常务副理事长
上海市老科技工作者协会　会长　　　陈积芳

目录

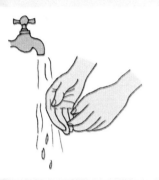

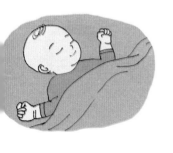

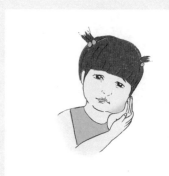

第二章　夏季常见病的预防与护理

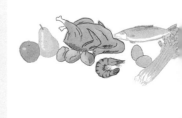

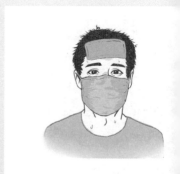

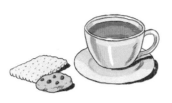
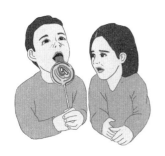
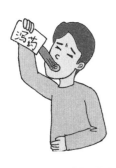

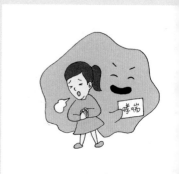

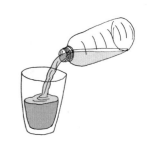

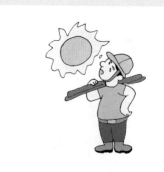

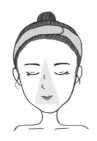
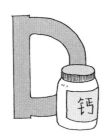
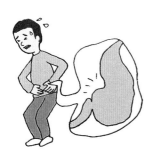

第一章

春季常见病的预防与护理

又是一年春天，春暖花开，阳光足，一片欣欣向荣的景象。而每年春天，是个疾病易发和传染的季节。在"吹面不寒杨柳风"的季节里，偶尔会有个身体疲劳、头疼脑热。各大医院的门诊部内往往人满为患，鼻炎、流行性感冒、肺炎、麻疹、精神疾病……一时之间众症齐发，有人因此把春季戏称为"多病之春"。医学专家指出，春季是冷暖空气频繁交汇的时期，天气多变，忽冷忽热，若不注意健康保养，很容易患上流行病。忙碌的人们在计划自己一年的工作之余，也不能忘记关心一下自己的身体。

第一节　中医谈春季养生

春季养生，就是指在春天通过各种方法增强体质、预防疾病，从而达到延年益寿的一种养生活动。所谓养，即保养、调养、补养之意；所谓生，即生命、生存、生长之意。以传统中医理论为指导，遵循阴阳五行之变化规律，对人体进行科学调养，保持生命健康活力，从而达到保养身体、减少疾病、增进健康、延年益寿的目的。下面我们来了解一下中医如何调养春季常见的春困、春燥。此外，还有肿瘤患者春季如何颐养生命、增强体质。

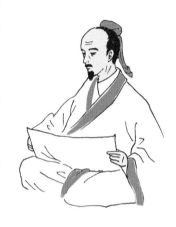

一、春困

1.症状表现及疾病原因

春困是由于自然气候、气温回升而产生的一种暂时性的生理现象。按照中医理论，春困源于空气的湿度增加，引起身体"湿重"。人的脾脏主身体"运化"，春天潮气大、气压低，会削弱脾脏的功能，使身体里的湿气无法排出，因而让人感到困乏。

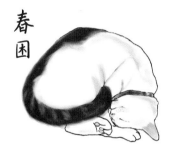

春困

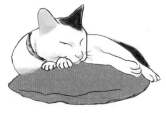

春眠不觉晓

2. 预防与护理

春困虽然不是病，但也会影响人们的学习和工作，预防春困的方法有：

（1）不要错过入眠时机。人体到了夜晚，体温自然下降，新陈代谢减缓，身体进入放松状态。但是如果体温太低，身体发冷，反而不容易入睡。因此一般理想的就寝时间是晚间十一点到十二点左右，即使偶尔晚睡最好不要超过凌晨一点或二点。

（2）给自己选一个好枕头。睡眠状态有周期性，刚刚睡着时睡得最深，之后又变浅、再变深，周而复始。最初的熟睡关键是枕头，理想的枕头能够维持颈部与头部之间的自然曲线，又不会对颈部造成压力。

（3）睡醒的时间带会影响起床后的精神。人体由深睡进入浅睡的睡眠周期通常是90分钟，如果选在浅睡时间带起床，精神较为焕发，因此将闹钟响铃时间调到90分钟的倍数加上入眠所需时间便是理想的起床时间。

（4）起床后别忘了为大脑上发条。起床后喝一杯冷开水，或是淋热水浴、做简单的体操，都有助于让大脑清醒。

二、春燥

1. 症状表现及疾病原因

春天，风大气候干燥，此时人们往往会在不同程度上感到口、鼻、皮肤等部位有干燥感，有的人还会出现口干舌燥、小便短少、大便干结、鼻塞、咳嗽等一系列症状。

2. 预防与护理

预防"春燥"最好的方法就是加强日常保健。

（1）饮食调养，"清润"为宜。平时可适当多饮些开水、淡茶、豆浆、牛奶以及蜂蜜等饮料，还应多吃能滋阴润燥的蔬菜水果，如萝卜、银耳、莲藕、莲子、百合、梨、苹果、柿子、香蕉、乌梅等，可以清泄燥邪，滋润脏腑，生津养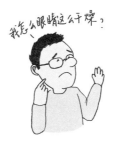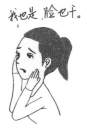液。《本草纲目》上记载，蜂蜜有清热、解毒、润燥等功效，是健康长寿的妙药。在春季，每天早上起床后，可以喝一大杯温蜂蜜水，对化解"春燥"很有好处。此外，春季还应不吃或少吃辛、辣、煎、炸、烧烤类食品，如辣椒、花椒、桂皮、生姜、葱及酒等，特别是生姜。这些食品属于热性，又在烹饪中失去不少水分，食后容易上火，加重春季干燥。

（2）起居有常，坚持锻炼。早睡早起可以收敛神气，使肺气不受燥邪的损害，从而保持肺的清肃功能。积极参加体育活动，如散步、慢跑、练拳、打球等，长期坚持体育锻炼能够提高心肺功能和免疫力，对春季干燥带来的影响养生的种种隐患，能起到预防和缓解的作用。

三、肿瘤患者的春季养生

1. 症状表现及疾病原因

春季是万物生发的季节，肿瘤患者通过阶段的治疗，体内仍可能残存一些肿瘤细胞，春季的生发之气使患者体内的肿瘤细胞生长、增殖异常旺盛。当肿瘤细胞的生长速度超出了临床治疗及免疫系统所能控制的速度时，就很容易导致肿瘤的复发、转移。

春季的生发之气也使各种细菌、病毒生长繁殖活跃，容易侵入患者体内，导致免疫功能大幅度下降，这也为肿瘤的复发和转移提供了客观条件，也使很多患者的治疗陷入困难的境地。

2.预防与护理

调护肿瘤患者,必须顺应春季的这种生发之气。

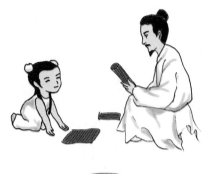

（1）情绪。顺应自然,舒畅情志。春天万物生长茂盛,人体的肝气应如同春天的树木一样条达舒畅。患者应保持乐观开朗的心态,多与朋友一起交流谈笑,放松身心,勿生恼怒,使气血顺畅、精神旺盛。

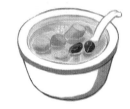

（2）起居。夜卧早起,闲步于庭。一般来说,春季以晚上十点左右入睡,早晨六点半左右起床为宜。此外最好每天中午能够午睡半小时。春天阳光明媚,风和日丽,患者可以经常到室外、林荫小道等空气清新的地方活动。

（3）活动。舒畅心情,振奋精神。入春后要适应阳气升发的特点,加强适当的运动锻炼,让机体吐故纳新,使筋骨得到舒展,为治疗、康复打下良好的基础。可选择轻柔舒缓的活动项目,如快走、慢跑、做广播操、打太极拳等。

（4）饮食。宜甘而温,健脾扶阳。春天新陈代谢旺盛,饮食宜多吃蛋白质、矿物质、维生素含量丰富的食物,如蔬菜、瘦肉、豆制品、蛋类等,忌过于酸涩、油腻、生冷,尤其不宜多进大辛大热之品,如参、茸、烈酒等,以免助热生火。

（5）保暖。乍暖还寒,春捂保肺。肿瘤患者在治疗过程中,使用的抗肿瘤药物大都具有不同程度的抑制免疫功能的作用,最容易引起呼吸道感染,而春季气候变化无常,忽冷忽热,如患者过早脱去冬衣,极易受寒伤肺,引发呼吸系统疾病。

第二节　春季皮肤病的预防与护理

一、面部皮炎

1. 症状表现

春天很多人都喜欢去郊游、踏青、赏花。高高兴兴地去玩，回来后得了面部皮炎却非常难受，瘙痒胀痛，究其原因，往往就是很多患者对某些花、草、树产生了过敏，出现红斑、肿胀、丘疹等症状。除了上述吸入性的因素会引起过敏以外，食入性的过敏原，如鱼、虾、蛋、奶等等和使用的化妆品也可以引起过敏，出现面部皮炎的症状，如常见的面膜、洗面奶、精华液、日霜、晚霜、眼霜等等。

2. 疾病原因

该疾病最常见的原因是接触特定致敏原，如花粉、草、树、尘螨、猫狗皮屑等等；使用了刺激性强的化妆品；食入了一些刺激性食物，如葱、姜、蒜、浓茶、咖啡、酒类及其他容易引起过敏的食物，如鱼、虾等海味。

3. 预防与护理

（1）避免热水洗浴（微温水最好）。对病情处于活动期的患者，每日以微温水浸浴两次，每次10~15分钟（直至指端皮肤皱缩），当病情控制或病情较轻时可使用淋浴。

（2）避免过度使用香皂或沐浴露。

（3）避免不必要的擦洗和使用浴巾摩擦（最好是轻轻拍打）。

（4）避免过度洗手。

（5）洗浴后用毛巾轻轻拍干皮肤，勿摩擦。当皮肤上仍存留部分水分，离开浴室前3分钟，即在发红、瘙痒的皮损处外用糖皮质激素软膏，然后全身外用保湿润肤剂（全天内应反复使用保湿护肤品以保持皮肤的湿润与柔软）。

二、糖皮质激素依赖性皮炎

1. 症状表现

糖皮质激素依赖性皮炎又称糖皮质激素瘾性皮炎或局部糖皮质激素戒断皮炎。长期外用糖皮质激素后，原治疗部位又发生鲜红色斑，表面光滑，皮纹消失，外观皮肤呈透明状。有时可见毛细血管扩张、丘疹等变化，可见皮肤干燥、脱屑、龟裂、结痂，自觉刺痛、灼热或肿胀感。随着外用糖皮质激素的反复使用，红斑等症状进一步加剧。本病易发于面颈部、外阴及皮肤褶皱部。发生本病的原因除因皮炎湿疹类疾病引起外，还可能因单纯皮肤瘙痒、血管扩张、黄褐斑以及作为粉底而长期外用糖皮质激素引起。

2. 疾病原因

本病为经外用糖皮质激素后原发皮肤疾患消失，但停用糖皮质激素后又出现炎性皮损，需反复使用糖皮质激素以控制症状并逐渐加重的一种皮炎。严格来说也属于长期外用糖皮质激素后发生的一种不良反应。

3. 预防与护理

（1）停用一切糖皮质激素外用制剂。早期曾有人建议在停止强效糖皮质激素外用制剂后，改用药效较弱的糖皮质激素，以渐减的方式来减少激素依赖性皮炎的炎症反应。但目前大多数学者主张停止一切糖皮质激素外用制剂。

（2）心理治疗。对患者进行心理辅导，帮助患者去掉应用糖皮质激素的心理依赖。

（3）保湿治疗。外用保湿剂如凡士林、生理性脂肪、尿囊素软膏等，增加角层的含水量，恢复皮肤的屏障功能。

（4）抗炎治疗。外用局部免疫调节剂如他克莫司软膏等，及第二代抗组胺剂。

（5）抗感染治疗。有继发感染时合并使用抗生素。

三、银屑病

1. 症状表现

银屑病又名"牛皮癣"，是一种常见并易复发的慢性炎症性皮肤病，本病发病率较高，易于复发，病程较长，尤以侵犯青壮年为主，故对患者的身体健康和精神影响甚大。临床表现以红斑、鳞屑为主，全身均可发病，以头皮、四肢伸侧较为常见，一般来说病情冬重夏轻。

2. 疾病原因

本病常有家族性发病史，并有遗传倾向，还与细菌感染、真菌感染、病毒感染及环境因素有关。总之，关于银屑病的发病原因，多年来，国内外进行了大量的多方面的研究工作，但对其真正的发病原因及发病机制，至今尚未能完全阐明。

3. 预防与护理

（1）消除精神紧张因素，避免过于疲劳，注意休息。居住条件要干爽、通风、便于洗浴；需穿干净柔软的衣服，定时更换内衣及床单，防止皮肤感染，避免外伤，防止搔抓及强力刺激，以免产生新的皮损；避风寒，防止上呼吸道感染。宜用温水洗澡，禁用强碱性肥皂、洗发水洗浴。

（2）溶血性链球菌感染是本病诱发因素之一，尽可能避免感冒、扁桃体炎、咽炎的发生。一旦发生应积极对症治疗，以免加重牛皮癣。经常因扁桃体化脓而诱发本病或加重本病的患者建议行扁桃体摘除术，但对于扁桃体的摘除，应该慎重。

（3）饮食一般给予普食，以清淡为主，少饮酒，勿食易引起过敏反应的食物，忌口：酒、海鲜、辛辣食品。关于忌口，也有不同说法，也有人认为，忌口应该视个体差异而定，一味忌口，将使人体丧失大量营养，不利病情好转。多食富含维生素类食品，如新鲜水果、蔬菜等。

（4）脓疱型患者勿搓擦皮损部位，以防发生糜烂和继发感染。

（5）在日常用药中，抗疟药、β-受体阻滞剂均可诱发或加重病情；内分泌变化、妊娠均可诱发本病并使其加重。

（6）清洗患处时，动作要轻柔，不要强行剥离皮屑，以免造成局部感染，如红、肿、热、痛，影响治疗，使病程延长。

四、足癣

1. 症状表现

根据足癣致病性真菌的种类、患者卫生习惯和体质的不同，其临床表现也互有差别，这里只提出五种最常见的类型：

（1）角化过度型　特征为无水疱及脓疱，主要表现为皮肤角化过度，粗糙无汗。每到寒冷季节常发生皮肤皲裂，甚至夏季也不能恢复。病损多位于足跟、足跖及足旁，常对称成片，有时严重发展后可波及整个足跖及足背。

（2）丘疹鳞屑型　足跖有明显的小片状脱屑，呈弧形或环状附于皮损的边缘，当寄生真菌繁殖活跃时，可在增厚的基础上发生红斑、丘疹。此时可有痒感。此型为各种致病性真菌引起的足癣中最常见的一型。

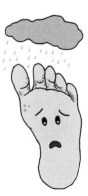

（3）水疱型　常位于足跖及足缘，呈群集或散发的小水疱，伴有瘙痒。水疱位置较深，疱壁不易穿破，周围无红晕，数天后可吸收脱皮。损害还可向四周不断扩展蔓延，有时小水疱融合成为大水疱。疱液澄清略呈黄白色，如有细菌继发感染则成黄色脓疱。一年四季均可发生，以热天多见。

（4）趾间糜烂型　由于真菌喜在潮湿而温暖的趾间生长繁殖，因而当其长期寄生于趾间时易致表皮角质层增厚，并因湿润浸渍而发白，常伴多汗。移除浸软的白皮即可暴露出红斑糜烂的基底，甚至裂隙。一般好侵犯第三、四趾间，久之也可波及全部趾间，奇痒难忍。常有细菌继发感染而发生恶臭，中医因而名为"臭田螺"。病变常为夏季加重冬季减轻，但也可终年不愈。

（5）体癣型　可由上述诸型尤其是丘疹鳞屑型、水疱型发展至足背而来。呈弧或环状的边缘，但常与足跖或足缘的皮损相毗连，也可完全融合为环状，因而与真正的体癣不同，实际已是足癣、体癣同时并发。可伴剧痒。夏季尤为多见。

2. 疾病原因

足癣的病原菌在我国和世界各地基本相似，主要是由红色毛癣菌、须癣毛癣菌、絮状表皮癣菌、玫瑰色毛癣菌等引起。近年来，白念珠菌及其他酵母样菌感染也屡见不鲜。发病与密切接触传染源有关，如我们曾在某地运动员中进行调查，发现足癣的传播主要由于洗澡堂中的木盆、拖鞋上有大量丝状真菌寄生引起。因此，公用木盆、拖鞋等实为足癣的重要传染途径，而足癣又是手癣的重要传染源。

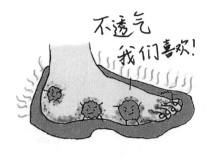

不透气
我们喜欢！

3. 预防与护理

足癣的预防关键在于注意个人、家庭及集体卫生。如不及时治疗，蔓延扩大，可引起一些并发症如甲癣、体癣、丹毒、蜂窝织炎、淋巴管炎、淋巴结炎、癣菌疹、象皮肿等，故应防患于未然，控制在早期。

日常生活中，注意不要穿别人的鞋和袜子，洗脚盆要一人专用。足癣患者洗袜子时应尽量与其他衣物分开。脚容易出汗的人宜穿棉线袜，不宜穿不透气的尼龙袜和胶鞋。同时，应养成良好的卫生习惯，天天洗脚，勤换袜子，保持鞋袜干燥，避免到不清洁的浴池、游泳池洗浴和游泳，不在公共游泳池、浴室、健身房等地方赤足行走。尽量不要在过于湿热的环境下工作。避免使用公用剪刀和指甲刀。

根据不同病型的足癣，其治疗也应有所不同。

（1）糜烂型可先用枯矾粉或脚气粉，待收干脱皮后再改用浓度为1%～3%的克霉唑霜、咪康唑霜、益康唑霜、联苯苄唑霜或土槿皮酊等。

（2）水疱型可用复方水杨酸酊剂，浓度为1%～3%的克霉唑霜或复方间苯二酚涂剂，也可考虑用浓度为10%的冰醋酸或羊蹄根醋浸液外涂。

（3）丘疹鳞屑型及角化过度型宜用癣药膏或浓度为1%～3%的克霉唑霜、咪康唑霜、酮康唑霜、益康唑霜、联苯苄唑霜、特比萘芬霜、萘替芬霜等。

（4）对有继发感染者应先用抗菌药物控制继发感染后再进行抗真菌治疗。

（5）伴有癣菌疹的严重足癣患者可考虑短期内服用灰黄霉素、特比萘芬、伊曲康唑、氟康唑等以控制播散，其后再逐步对症治疗，切不可用强烈的癣药膏或癣药水，以免刺激而播散。

五、丘疹性荨麻疹

1. 症状表现

丘疹性荨麻疹，俗称虫咬皮炎，是一种好发于儿童的皮肤病。一年四季均可发病，尤以夏季最多见。好发在腰部、臀部、四肢及躯干两侧，主要表现为纺锤形，鲜红色的水肿性斑片，中央有一小水疱，疱壁饱满透亮，常常成批出现，数目不定，多群集或者条状分布于局部，极少融合。得病处通常伴有剧烈瘙痒，经过搔抓以后，表面皮肤常常有抓痕，水疱抓破后可有痂皮，皮疹消退后留下浅褐色的色素沉着。

2. 疾病原因

该病发病主要与节肢动物的叮咬有关，例如夏天草席中的螨虫，草丛中的蚊虫，肮脏潮湿环境中的跳蚤、臭虫等等。发病的部位也与接触的动物有关，例如席螨叮咬常见于躯干接触部位，而蚊虫叮咬常见于头面部、四肢等暴露部位。除了上述原因以外，胃肠道功能紊乱，食用鱼、虾、蛋、牛奶等食物以及儿童出牙等也可以引起此病。

3. 预防与护理

（1）不要去不干净的地方玩，换季时，睡的凉席要用开水烫过并晒干以后才能用。

（2）局部有皮疹的地方可外用止痒的药水如止痒水，花露水，炉甘石洗剂。如果痒得厉害可以口服氯苯那敏（扑尔敏）、异丙嗪（非那根）等抗过敏的药物，注意千万不要搔抓，否则容易引起细菌感染，导致皮肤发炎，延长病程。

六、痤疮

1. 症状表现

痤疮俗称青春痘、粉刺、暗疮,中医古代称面疮、酒刺,是皮肤科常见病、多发病。痤疮(青春痘)是一种发生于毛囊皮脂腺的慢性皮肤病,多发于头面部、颈部、前胸、后背等皮脂腺丰富的部位。开始时患者差不多都有黑头粉刺及油性皮脂溢出,还常有丘疹、结节、脓疱、脓肿、窦道或瘢痕等各种损害,大小、深浅不等,往往以其中第一、二种损害为主。

2. 疾病原因

痤疮有多种发病因素,其发病机制目前还不十分明了。内分泌因素、皮脂的作用,毛囊内微生物是痤疮发病的主要因素。

3. 预防与护理

(1)注意调节消化道功能,少吃动物性脂肪、甜食和刺激性食物,要常用温水和含硫磺或其他去脂消炎的香皂洗涤患处。

(2)不要用手抠或挤压粉刺,不要使用油脂类化妆品和皮质类固醇激素。

(3)红肿发炎期间,千万不要自己随意挤压。未经消毒的手指、器械、不专业的手法很容易在挤压痘痘的时候伤及真皮层,留下凹洞、色斑和严重的痘痕。

七、风疹块

1. 症状表现

许多人会有这样的经历,在几分钟至几个小时之内全身突然出现许多发红的斑片,或像"蚊子块"一样高出皮肤,往往伴有剧烈的瘙痒。这些皮疹可以在24小时内反复发作和消退,这就是俗称的"风疹块",医学上又称之为"荨麻疹"。这是一种发病率很高的过敏性皮肤病,有15%~20%的人在一生中至少发作过一次荨麻疹。它的典型皮损为"风团",呈鲜红色、苍白色或皮肤色的局限性的皮肤肿胀,大小形态各异,反复或成批发生,单个风团持续的时间不超过24小时,消退后不留痕迹,剧痒可影响睡眠,也有极少数患者不痒,但往往自觉局部皮肤肿胀难忍。

2. 疾病原因

荨麻疹的发病原因非常复杂,包括食物、药物、感染、呼吸道吸入物及皮肤接触物过敏和免疫异常等。另外一些物理因素,如压迫、摩擦、冷热刺激、日光照射等也可引起荨麻疹的发病。需要指出的是,还有多种系统疾病可以伴发荨麻疹,尤其是慢性荨麻疹,如糖尿病、甲状腺功能亢进、肾病等等。

3. 预防与护理

(1)对每位患者都应力求找到引起发作的原因,并加以避免。如果是感染引起者,应积极治疗感染病灶;药物引起者应停用过敏药物;食物过敏引起者,找出过敏食物后,不要再吃这种食物。

(2)如寒冷性荨麻疹应注意保暖,乙酰胆碱性荨麻疹应减少运动、出汗及避免情绪波动,接触性荨麻疹应减少接触过敏原的机会等。

八、疥疮

1. 症状表现

疥疮俗称"癞疥疮""疥疮""闹疮"。是由于疥螨寄生于人体皮肤表层所引起的一种慢性接触传染性皮肤病。一般为针头大小的小疹子,可有水疱,疏散分布。疹子微红,还可以看到数毫米长的隧道。奇痒,以夜间为剧,可能是由于雌虫在皮内掘隧道时刺激皮肤神经末稍所引起,疥虫在夜间活动能力较强。儿童或成年男性在阴囊、阴茎等处可出现淡色或红褐色、绿豆至黄豆大小的硬结节,剧痒,称为疥疮结节。发病以冬季多见,可持续数周至数月,如治疗不彻底,可于次年冬季复发。

2. 疾病原因

(1)直接感染:直接与疥疮患者或患病的动物接触传播,这是疥疮传播的重要途径。

(2)间接感染:接触疥疮患者的衣物及床上用品等。疥虫易侵犯皮肤柔软的部位,主要有手指缝、腕屈侧、肘窝、乳房下、脐窝、腋窝、下腹部、大腿内侧、外阴等,一般不影响颈部以上部位,尤以手指缝最为重要。婴幼儿可侵犯头面部。

3. 预防与护理

(1)注意个人卫生,做到"三勤":勤洗澡、勤换衣、勤晒衣被。

(2)不与患者同居、握手,不能和患者的衣服放在一起。

(3)发现患者及时治疗,换下的衣服要煮沸灭虫,不能煮沸者用塑料袋包扎1周,待疥螨饿死后清洗。

(4)凡集体发病或家庭成员患者应同时治疗。治疗程序如下:涂抹药物之前,最好用热水、肥皂洗澡,涂药时应从颈部以下行全身涂抹药物,皮疹集中的部位应反复涂药并加压摩擦。疗程结束时再用热水、肥皂洗澡。及时更换衣被,并将换下衣被用水煮沸消毒或烫洗曝晒。

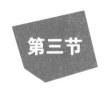

第三节　春季传染病的预防与护理

春季是呼吸道传染病的高发季节，由于天气多变，时暖时寒，气候仍然寒冷、干燥，特别是在北方，人们经历了一个漫长的冬天，当春季来临时，人体内环境很难一下子与外界环境相适应，人体的免疫力相对低下，病菌、病毒等致病微生物趁机而入、侵袭人体，特别容易引起流行性感冒、流行性脑脊髓膜炎、流行性腮腺炎等呼吸道传染病，同时随着气温转暖，手足口病等传染病也逐渐抬头。若平时不注意锻炼，再加上室内空气不流通，很容易发生呼吸道传染性疾病的流行。

一、风疹

风疹是由风疹病毒引起的急性呼吸道传染病。

1. 症状表现

以低热、上呼吸道轻度炎症、全身散布红色斑丘疹及耳后、枕部淋巴结肿大为特征，若孕妇在妊娠早期感染风疹可能导致胎儿先天畸形。

2. 疾病原因

风疹病毒是 RNA 病毒，属于披膜病毒科，是限于人类的病毒。风疹病毒可在胎盘或胎儿体内（以及出生后数月甚至数年）生存增殖，产生长期、多系统的慢性进行性感染。本病毒可在兔肾、乳田鼠肾、绿猴肾、兔角膜等细胞中培养生长,能凝集家禽、飞禽和人"O"型红细胞。病毒在体外的生活力弱,对紫外线、乙醚、氯化铯、去氧胆酸等均敏感。pH<3.0可将其灭活。本病毒不耐热。

3. 传播途径

传染源主要是患者和先天性风疹的患儿,患者鼻咽部分泌物(如鼻涕、痰等)、血及尿中均带有病毒,主要经空气飞沫传播,一年四季均可传染得病,以冬春季为多。风疹病毒还可通过胎盘感染胎儿。

4. 易感人群

好发于1~5岁儿童,育龄妇女;成人偶见感染。

5. 预防与护理

风疹的预防与麻疹、水痘等出疹性传染病不同,其对象不仅仅是儿童,同时还应当包括育龄妇女。预防风疹最可靠的手段是接种风疹疫苗。在春季风疹高发期,尽量少带儿童到人群密集的场所,如商场、影院等地,避免与风疹患者接触。孕妇尤要当心,以免感染而殃及胎儿。保持室内开窗通风,空气流通,增加户外活动,加强体育锻炼,讲究个人卫生,经常洗手。

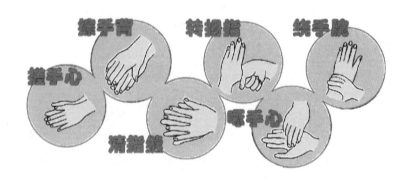

二、麻疹

麻疹是一种由麻疹病毒引起的急性呼吸道传染病，主要发生在冬春季节。凡是没有接种过麻疹疫苗，接触病毒后90%以上均会发病，1~5岁幼儿发病率最高。

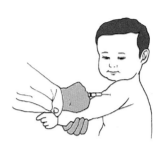

1. 症状表现

麻疹的潜伏期为10~11天，开始时症状像感冒，但同时出现眼红、眼皮发肿、流泪、怕光、打喷嚏、咳嗽等更严重的症状。第4天起从耳朵后面开始出现玫瑰色的斑丘疹，2~3天内皮疹遍及全身，随后疹退、脱屑。其他症状也逐渐消退。

2. 疾病原因

麻疹病毒属副黏液病毒科，为单股负链RNA病毒。直径100~250纳米，衣壳外有囊膜，囊膜有血凝素（HL），有溶血作用。麻疹病毒有6种结构蛋白；在前驱期和出疹期内，可在鼻分泌物、血和尿中分离到麻疹病毒。麻疹病毒只有一个血清型，抗原性稳定。此病毒抵抗力不强，对干燥、日光、高温均敏感，紫外线、过氧乙酸、甲醛、乳酸和乙醚等对麻疹病毒均有杀灭作用，但在低温中能长期存活。

3. 传播途径

患者是唯一的传染源，患者的眼结膜、鼻、口、咽等处的分泌物（如眼泪、鼻涕、痰等）以及尿和血液中都存在着麻疹病毒。

4. 易感人群

人群普遍易感，多见于婴幼儿，但近年来由于麻疹疫苗的广泛接种,发病年龄有后移趋势。

5. 预防与护理

尽量减少和患者及患者家属接触是预防麻疹的关键。做好保健工作,按时接种麻疹疫苗,室内空气流通,流行季节少到公共场所,锻炼身体,增强抗病能力。

三、流行性腮腺炎

流行性腮腺炎简称腮腺炎,亦称"痄腮",是一种通过飞沫传播的急性呼吸道传染病。冬春季节容易发生,多发生于儿童。

1. 症状表现

本病大多数起病较急,有发热、畏寒、头痛、咽痛等全身不适症状。患者一侧或双侧耳下腮腺肿胀、疼痛,咀嚼时更痛。并发症有脑膜炎、心肌炎、卵巢炎或睾丸炎等。

腮腺肿大6大特点:

(1)一般以耳垂为中心,向前、后、下发展,状如梨形,边缘不清。

(2)局部皮肤紧张、发亮但不发红,触之坚韧有弹性,有轻触痛,说话、咀嚼尤其吃酸性饮食时会刺激唾液分泌,导致疼痛加剧。

(3)通常,在一侧腮腺肿胀1~4天后累及对侧,双侧肿胀者约占75%。

(4)颌下腺或舌下腺也可同时被累及。颌下腺肿大表现为颈前下颌肿胀,并可触及肿大的腺体;舌下腺肿大可见舌及口腔底肿胀,并出现吞咽困难。

(5)较重的患儿腮腺周围组织高度水肿,可使容貌变形,并出现吞咽困难。腮腺管开口处早期可有红肿,但挤压腮腺始终无脓性分泌物自开口处溢出。

（6）腮腺肿胀大多于第1~3天到达高峰，持续4~5天后逐渐消退而回复正常，全程10~14天。

2. 疾病原因

腮腺炎病毒属副黏液病毒科。病毒呈球形直径为100~200微米，孢膜上有神经氨酸酶血凝素及具有细胞融合作用的F蛋白。该病毒仅有一个血清型，因与副流感病毒有共同抗原，故有轻度交差反应。从患儿唾液、脑脊液、血、尿、脑组织及其他组织中均可分离出病毒。

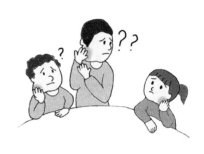

3. 传播途径

患者是唯一的传染源，主要通过飞沫传染，少数通过用具间接传染，传染性强。

4. 易感人群

多见于5~15岁的儿童和青少年，也可见于成人。一次感染后可获终生免疫。

5. 预防与护理

（1）婴幼儿可于出生后14个月常规给予减毒腮腺炎活疫苗或麻疹、风疹、腮腺炎三联疫苗，血清抗体产生可达98%，少数在接种后7~10天发生腮腺炎。加强卫生知识宣传，教育孩子养成良好的个人卫生习惯，多参加锻炼，增强体质。但腮腺炎减毒活疫苗不能用于孕妇、先天

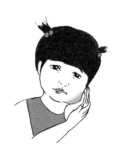

性或获得性免疫低下者以及对鸡蛋白过敏者。

（2）室内要注意通风，保持空气流通，家里可用浓度为0.2%的过氧乙酸消毒。流行期间少去公共场所，不要参加大型集体活动。

（3）患儿患病应及时隔离治疗，至腮腺肿胀消退5天左右为止，易感患儿应检疫3周。对患儿要尽快隔离，并限制活动量，嘱其卧床休息。早期隔离患者直至腮腺肿胀完全消退为止，告诉孩子不要与患者密切接触。

（4）药物预防。采用板蓝根30克或金银花9克煎服，每日1剂，连续6天。腮腺炎是一种病毒感染，经过一周到10天的时间，大部分的孩子可以自然恢复健康。重要的是在这段时间里应注意充分地休息。补充水分和易消化的营养物质，不宜给予酸性食物，以免引起腮腺局部疼痛。在对腮腺炎的护理上要注意休息、多喝水，可以吃些中药，因肿胀时咀嚼会有酸痛感，饮食以流质和半流质为主，要密切观察孩子体温和有无并发症出现，及早隔离患者直至腮腺肿大完全消退为止。

（5）减轻疼痛。在腮腺肿胀的早期，可用冷毛巾局部冷敷，使局部血管收缩，从而减轻炎症充血的程度，达到减轻疼痛的目的。亦可用如意金黄散调茶水或食醋敷于患处，保持局部药物湿润，以发挥药效，防止干裂引起疼痛。如果男孩的睾丸疼痛，可以用绷带把阴囊托起，以减轻疼痛。

（6）降低体温。定时给孩子测量体温，必要时，可以采取降温措施。鼓励患儿多饮水以利汗液蒸发散热。高热时可采用头部冷敷、温水或酒精擦浴进行物理降温或服用适量退热剂。发热早期可给予利巴干扰素或板蓝根抗病毒治疗。

（7）合理的饮食。腮腺炎时，患儿常因张嘴和咀嚼食物而使疼痛加剧，因此，应给患儿吃富有营养易消化的流食、半流食或软食，不要给患儿吃酸、辣、甜味过浓及干硬的食物，因为这些食品易刺激腮腺使腮腺分泌增加，刺激已红肿的腮腺管口，使疼痛加剧，要多给患儿喝水,这样有利于退热及毒素的排出。

（8）口腔卫生。饭后及睡觉前后用淡盐水漱口或刷牙,清除口腔及牙齿上的食物残渣,防止继发细菌感染。

（9）卧床休息。保证休息,重症患儿因高热,精神及体力都很差,应当卧床休息以减少体力消耗,有助于康复。

（10）病情观察。脑膜炎多于腮腺肿大后1周左右发生,患儿出现持续高热、剧烈头痛、呕吐、颈强直、嗜睡、烦躁或惊厥。应密切观察,及时发现,立即送往医院。

四、猩红热

1.症状表现

（1）儿童猩红热早期症状往往是发热,体温一般较高,常常在39℃以上。患儿有明显的嗓子痛,不敢吞咽,影响进食进水。如果检查咽部时,扁桃体明显肿大、发红,表面常常有脓形成。

（2）猩红热的典型表观是皮疹,多在起病后24小时内出现,先从颈部、前胸、后背开始,24小时内遍布全身。皮疹为弥漫性猩红色的点状疹,疹子细小如沙,看上去很像是受寒冷刺激后引起的"鸡皮疙瘩",所以又称"鸡皮疹"。疹子之间常常一片红晕,见不到正常皮肤,这时如果用手掌压迫皮肤,皮肤红晕消失,出现苍白的手印,可持续约10秒钟,医学上称之为"皮肤划痕征"阳性。在患儿皮肤皱褶处如腋下、肘部、大腿根部皮疹密集形成线条状,称之为"帕氏线"阳性。

由于患儿面部皮肤只有红晕而无皮疹,口鼻周围显出白色,称之为"口周苍白圈"。大约半数以上的患儿舌苔脱落,伸舌后,肿大的舌刺衬着鲜红的舌面像红色的杨梅,又称为"杨梅舌"。大约发病1周后皮疹开始消退,同时伴有皮肤细小的脱屑,皮疹严重的部位可有大块脱皮。患儿手指、脚趾脱屑也是猩红热的特征之一。

近年来由于抗生素的广泛应用，典型猩红热的皮疹已很少见，常常仅表现为发热、扁桃体化脓、较轻的杨梅舌和稀少的鸡皮疹，而帕氏线、口周苍白圈、皮肤划痕征都比较少见，还有少数很不典型的患儿在恢复期出现皮肤脱屑后，才被考虑到曾患过猩红热，应引起家长的注意。

2. 疾病原因

猩红热是由溶血性链球菌感染引起的急性呼吸道传染病，全年均有散在发病，但以春夏季节尤为明显，春季气温转暖，空气潮湿；夏季天气暖和，空气湿度也较大。因此，春季和夏季也成了患儿猩红热高发的季节，家长需警惕。

3. 传播途径

主要通过患者或携带病菌者通过呼吸、打喷嚏、说话等产生飞沫，通过呼吸道传播细菌，也可通过皮肤伤口或产道等传播，偶可通过被污染的书籍，生活用品，饮料及食物传播。

4. 易感人群

人群普遍易感，多见于5~15岁少年儿童。

5. 预防与护理

（1）隔离治疗。猩红热患者应给予呼吸道隔离，隔离期为6天。急性咽喉炎、急性扁桃体炎患者，也应按猩红热隔离治疗。对易感人群中的密切接触者，需行医学观察12天。

（2）预防感染，注意避开

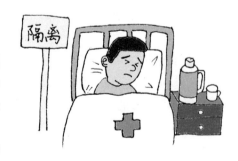

传染源。猩红热主要是通过飞沫传播的。发病前24小时至疾病高峰时期，传染性最强，皮肤脱屑期则无传染性。当咳嗽、打喷嚏或大声说话的时候，通过空气就会传给别人。也可通过被患者污染的食物、餐具、玩具、图书、日常用品等传播，故容易在幼儿园、小学造成流行。因此，本病流行期间，不要带儿童到公共场所，出门要戴口罩，是预防猩红热的关键。如学校发生此病流行时，幼儿最好不要再上学，以及时避开传染源。得了猩红热应立即隔离和治疗。

（3）休息。急性期应卧床休息，大部分在10天内能治愈。少数患者可并发颈淋巴结炎、中耳炎甚至引起急性肾小球肾炎、风湿热、心肌炎，严重危害儿童身体健康，不可麻痹大意。

（4）一般猩红热患儿会出现皮疹，全身发红，大多数不会很痒，但是猩红热感染之后，临床表现最为严重的就是发高热严重的患儿会有39℃甚至是40℃的发热，并出现咽喉炎，咽喉充血、化脓、疼痛，但只要能诊断出来，就可以使用抗生素治疗。若患儿本身出现炎症反应，发高热，精神萎靡，炎症局部表现剧烈，那么则要引起重视，譬如控制体温、退热等，但要注意不宜用乙醇等刺激性药物擦拭全身，因为患儿本身有皮疹。要注意让患儿多喝水，预防其出现脱水。如果患儿咽喉疼痛，烦躁不安，可以使用镇静药物帮助患儿镇定和休息。

（5）饮食。猩红热患儿饮食应清淡，宜食高热量、高蛋白质的流食；伴有咽峡炎的患者，在进食时可能伴有疼痛，予以软食或流质饮食是很有必要的，如牛奶、豆浆、蛋花汤、鸡蛋羹等含优质蛋白高的食物，还应多给藕粉、粥等补充热量；恢复期应逐渐过渡到高蛋白、高热量的半流质饮食，如肉末、虾泥、菜粥、面片、挂面等；病情好转后可改为软饭，但仍应注意清淡及无辛辣刺激的食物；如合并急性肾炎，应给少盐、低蛋白质、半流质饮食。

（6）环境。注意保持居室的通风透气，环境清洁和个人卫生，减少疾病传播的概率。如果家中有猩红热患儿要注意餐具与其他人员分开；玩具要用肥皂水清洗消毒。

春季慢性病的预防与护理

春季万物更新，气温忽高忽低，机体的新陈代谢机能也随之旺盛，但气候变化异常，春寒与春暖交替出现，是一些慢性疾病的高发期。下面我们重点来看一下心血管疾病、骨关节病、呼吸系统疾病及消化系统疾病的春季发作和预防护理。

一、心血管疾病的春季发作

春季，温差较大，对血管收缩、舒张的调节要求较高，血压不稳定，而且各种炎症比较多，人们易情绪波动，因此，心血管病变如高血压、冠状动脉粥样硬化性心脏病（简称冠心病）、心肌梗死等在春季更易发作。

1. 疾病介绍

每年2~4月份是心绞痛、心肌梗死的一个发病高峰期。由于气候的转暖，人们的户外活动增多，心肌耗氧量也随之增加。有的老年人，特别是患有冠心病的人，心脏对由静止期到活动期的负荷量增加一时不适应或活动量掌握不好，活动量过大，容易诱发心绞痛或心肌梗死。此外户外活动增多，遭受风寒侵袭和细菌感染的机会也随之增多，由于老年人自身免疫功能下降，容易发生感冒、发烧、肺部感染等呼吸系统的疾病，而这些病都有可能诱发或加重心血管疾病。

早发现、早干预对冠心病的防治非常重要。因为只有50%~70%

的冠心病、心绞痛患者症状比较典型，发生胸痛，胸痛常为压迫性、发闷或紧缩性，也可有烧灼感。而且大部分心肌梗死患者在发病前数天有先兆，如疲乏、胸部不适，活动时有心悸、气短、烦躁、心绞痛等症状，如及时治疗，可

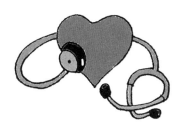

使部分患者避免发生心肌梗死。但也有30%~50%的患者心绞痛发作时症状不典型，胸不痛，倒是表现为上腹部、后背、左上肢、咽部、颈部、牙齿、肩部、个别还有双腿及右手内侧等部位疼痛。不少患者一般是"牙疼看牙，肩疼看肩"，殊不知有可能是冠心病引发的症状，从而极易因忽视而导致延误诊治。如果有冠心病或有冠心病家族史的人，出现身体一些不适的症状，最好先去排除一下心脏是否有毛病，如果不是心脏的问题，再去其他科检查。

2. 预防与护理

现代医学强调"预防重于治疗"，"保健"是预防中最重要的一环，在气候多变的春季，患有高血压、心血管疾病的老年人一定要做好防范和保健工作。老年人预防心血管疾病应该注意以下几点：

（1）注重保暖。"春捂秋冻"就是顺应气候的养生保健经验。因此，患

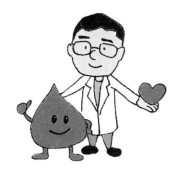

有高血压、心脏病的中老年人更应注意防寒保暖，以预防心肌梗死、脑卒中等疾病的发生。风湿性心脏病患者，尤其要注意保暖，一旦有气管炎等细菌感染要及时吃药控制。

（2）适量运动。春季户外运动肯定要增加，但要注意适度，尤其老人家早晨锻炼要以心脏能承受为度，不要做强度大的运动。在日

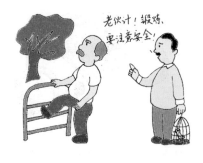

常生活中，躺下、起身、低头、下蹲等动作要尽量缓慢，以免发生体位改变性低血压，或突然出现晕厥、摔倒。如果在路上发作了，不要忍着走，要及时停下缓过气来。另外，住高层又没电梯的老人，更要注意上述几点，歇一歇，避免供氧不足，加重心脏负担。少去人多的公共场所。尤其是一些大型的集会或者是有些建设在地下室的超市，不通风。避免罹患感冒、肺部感染等呼吸系统的疾病而诱发或加重心血管疾病。

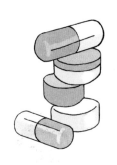

（3）积极治疗基础病。如果你是患有高血压、心脑血管疾病等基础病的人，药物治疗要及时和正确，自己不能乱吃药，如有不适要立即去医院就诊，避免病情加重。心血管疾病患者要养成定期测量血压的习惯，尤其是高血压患者要密切留意自己的血压变化。但也不要苛求血压降得过低，高血压患者的降压原则应当是缓慢下降，因为血压突然降得过低可能会引起脑缺血加重，容易导致急性心血管疾病。

（4）避免诱因。冠心病心绞痛，心肌梗死的发生有一定的诱因，像体力劳动或情绪激动都有可能诱发犯病。如愤怒、焦急、兴奋、饱食、寒冷、饮酒、喝茶、大量吸烟，以及心动过速、血压剧升、用力大便、清晨迎风疾走等都有可能成为发病的"导火索"。要避免心绞痛就要从这些方面多加注意，努力改变不良生活方式。同时可定期到医院体检，在医师的专业指导下合理调适。

（5）合理膳食，控制体重。① 饮食要营养平衡，从饮食科学的观点来看，春季强调蛋白质、碳水化合物、维生素、矿物质要保持相

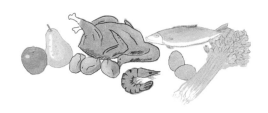

对比例，防止饮食过量、暴饮暴食，避免引起肝功能障碍和胆汁分泌异常。② 多食甜少食酸，唐代名医孙思邈说："春日宜省酸，增甘，以养脾气。"意思是当春天来临之时，人们要少吃点酸味的食品，多吃些甜味的饮食，这样做的好处是能补益人体脾胃之气。中医认为，"春七十二日，省酸增甘，以养脾气"，也就是说，春季要少食酸，多增甘。酸性食物吃多了会使肝火更旺，而性味甘平的食物就可有效调节肝火。如果多吃些山药、蓬蒿、马兰头、韭菜、鸡肝等，对于清肝可起到恰到好处的作用。③ 饮食要清淡忌油腻，由冬季的膏粱厚味转变为清温平淡，饮食宜温热，忌生冷。已确诊为冠心病的患者，为预防病情恶化，应食用低脂食物，限制烟酒及含糖量高的食品。超过40岁即使血脂无异常，也应避免经常食用过多的动物脂肪和高胆固醇食物。因为油腻的食物食后容易产生饱腹感，人体也会产生疲劳现象。有高血压或心力衰竭者，应同时限制食盐。④ 多食蔬菜，多吃新鲜蔬菜和水果，能补充人体所需要的维生素和纤维素。洋葱能起到降脂的作用，熟吃或凉拌都可以。此外，也别忘了适当吃些高蛋白低脂食物，如鱼、虾、豆制品。但需要注意的是，肾功能不全者应当限制蛋白质的摄入量。

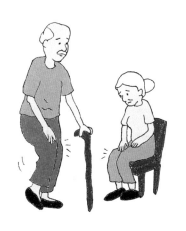

（6）合理安排工作和生活，保持乐观、愉快的情绪，保证充分的睡眠，做到劳逸结合。

二、骨关节病的春季发作

春季虽然天气开始转暖，但天气变化莫测，时不时有"倒春寒"来袭，潮湿寒冷导致老年人易发生骨关节病或者是原有的骨关节病复发，导致许多中老年人上下楼、行走、爬山会感觉关节痛，严重时，连休息都会感觉到疼痛，这些都是骨关节炎惹的祸。所以春季一定要重视和预防老年人骨关节病的发生。

1. 疾病原因

人的身体具备灵活自如的活动能力，而关节就是保证身体运动灵活的"轴承"。对于中老年朋友来说，关节长年累月的负重、承受撞击和摩擦，使得关节软骨发生了损伤和退行性改变。另一方面，关节面上覆盖有一层薄薄的软骨，这层极其光滑和富有弹性的软骨既是关节中弹性极强的缓冲器，又是性能最好的保护垫，关节软骨自我修复和重建的能力却随着年龄的增长越来越低，因此关节表面逐渐变得凹凸不平，同时边缘出现骨性赘生物，也就是骨刺。由于缺少了软骨的保护，骨面之间的摩擦力增大，关节活动或静止时都可能出现疼痛肿胀，关节活动受限，僵硬伴摩擦感(即活动时发出响声)，这就是骨关节病。

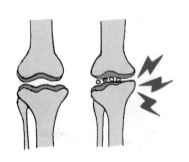

2. 症状表现

肩关节与膝关节在早春时节最易发生骨关节病，肩膀由于易暴露，易受到侵袭，出现肩部疼痛、肩部僵硬，膝关节疼痛、肿胀、活动障碍等症状。膝关节也是骨关节病的重灾区，膝关节骨关节病主要症状是疼痛、肿胀、畸形和功能障碍等。早期表现为行走久了关节处酸痛不适，休息后会减轻。若是髌骨间损伤，上下楼梯疼痛加剧。休息后感到关节僵硬。坐下突然起身时可导致关节剧痛。行走能力逐渐降低，行走距离更短，疼的时间更长，会发展到休息时疼痛也没有停止，痛的性质可由酸痛发展到刺痛，重者致行走困难或跛行。

3. 预防与护理：并肩作战、"膝膝"相关

（1）注意保暖。肩部保暖，早晚穿上护肩、棉马甲等，可以避免受到风寒湿气侵袭。晚上睡觉的时候，盖好被子，不要把肩膀裸露在外。同时注意膝部保暖，春季早上凉，锻炼前，可以先活动膝关节两分钟，使膝关节得到放松。大风天气避免外出，以免凉气入侵。

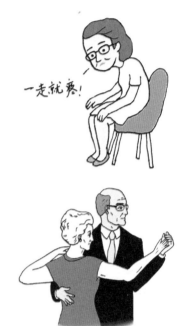

（2）选择合适的锻炼方式。膝关节是人体下肢支撑身体最重要的关节，为了强身健体有些老人会选择爬楼梯以达到体育锻炼的目的，殊不知爬楼时膝关节要负担体重3~4倍的重量。而且，爬楼梯时膝关节弯曲度增加，髌骨与股骨之间的压力也相应增加，会加重关节疼痛。如果只是三、四层，走楼梯没关系，但如果楼层较高，还是选择坐电梯。因为这种反复的动作，会造成膝关节磨损，长期负重的人也易导致关节磨损，从而增加关节炎的患病率。所以老年人可以酌情选择散步、骑自行车、游泳、打太极拳、快走等运动取代爬楼梯运动。不得不爬楼梯的老年朋友在上下楼梯时，可以侧着身子，双手扶着楼梯扶手。

让脚尖先着地，使足弓受一部分的力，可以加大缓冲距离，对膝关节起到一定的保护作用。如果想爬山，可以在上山时拄一副轻便的越野手杖辅助攀登；下山时，最好坐缆车下来。攀爬时最好轻装上阵，不要背、提重物。深蹲、盘腿坐、弹跳最伤关节，反复深蹲和长时间盘腿坐也是伤关节的两个动作。另外，对弹跳力要求高的运动，比如篮球、羽毛球也会加重关节负担，老年人最好少参加。

（3）合理膳食维持正常体重。站立时，全身重量都"压"在小小的膝关节上，会诱发膝关节退行性骨关节炎的发生，若超重此情况便会加重，有研究表明肥胖女性发生膝关节退行性骨关节炎的概率是正常体重女性的4倍。因此体重超重者应该制订适当减肥的计划，减少膝关节的负荷，这在膝关节炎的治疗中起着十分重要的作用。

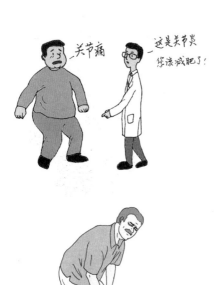

（4）注意关节的"表情"。关节肿胀、发红、发热，阵发或持续的疼痛，僵硬或活动困难，活动时有响声等症状，都是关节受伤的"表情"，出现上述状况，要及时就医。最好给关节补营养，补充钙和维生素D可以保持骨骼强壮，中老年人也可以吃点氨基葡萄糖，能起到保护软骨的作用。

（5）合理用药、及时就医。膝骨关节炎急性发作时，炎症反应较重，一般需要加用非类固醇类消炎药，以促进炎症的吸收，由于非类固醇类消炎药刺激胃，所以尽量饭后服用，并观察服药后的反应。对骨关节炎仍不能控制症状且关节出现严重畸形和功能障碍的患者可以考虑进行人工关节置换手术。关节置换并没有像听起来的那么可怕。换人工膝关节只是将破坏了的一层关节面去掉，换上一层由特殊的金属耐磨材料制成的关节面，这样就能够避免骨面直接摩擦撞击，从而消除症状，纠正畸形，恢复关节的活动度。近年来，随着外科技术和生物材料的不断改进，人工关节置换术已经成为全世界公认的治疗晚期骨关节病变的有效方法。

三、呼吸系统疾病的春季发作

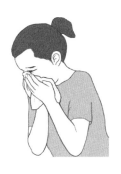

春季是万物萌发的好时光，也是呼吸道疾病高发季节，昼夜温差大、多风、干燥，呼吸系统直接与外界接触，呼吸道黏膜的防病能力难以有效发挥作用，加上春天空气中粉尘浓度较高，容易引起呼吸道不适。尤其是抵抗力低下的老人和小孩，稍有诱因即可发病。呼吸器官受外界病原体侵袭而致感染，分上呼吸道感染与下呼吸道感染。常见的上呼吸道感染有普通感冒、流行性感冒、急性咽喉炎和扁桃体炎等。常见下呼吸道感染包括支气管炎和肺炎。有慢性气道疾病基础者还会出现急性发作或慢性加重性支气管炎、慢性阻塞性肺部疾病患者急性加重或支气管哮喘患者进入急性发作期等。以下分别介绍：

（一）上呼吸道感染

1. 疾病原因及症状表现

普通感冒指"鼻感冒"，对人体影响通常只限于呼吸系统症状，包括流涕、鼻塞、喉咙痛、咳嗽、发热等，一般5~7天便可痊愈。

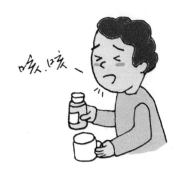

流行性感冒是由流行性感冒病毒感染所致，这种病毒主要存在于患者的口鼻分泌物中，通过说话、咳嗽、喷嚏，随飞沫散布，借空气传播，并且传染性强。流行性感冒症状累及全身包括全身酸痛、头痛、肌肉及骨痛、发热、咽部疼痛、乏力、食欲不振、咳嗽、鼻塞等。严重时会引起肺炎及其并发症，甚至致命。

2. 预防与护理

（1）天气转暖，不要急于脱掉冬装。要依据天气变化适当增加衣服，防寒保暖；多食富含维生素的新鲜水果、蔬菜，多饮温白开水。

（2）注意室内通风，适当进行户外活动。一旦出现高热或剧烈咳嗽等情况，及时到医院就诊。尤其是在初愈不久，要避免着凉。流行性感冒流行期间，房间要注意通风换气，可用食醋薰蒸消毒。

（3）大流行时，除禁忌者外，可进行疫苗接种。

（二）下呼吸道感染

1. 疾病原因及症状表现

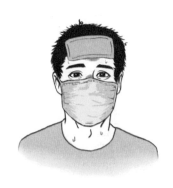

导致下呼吸道感染的病原体细菌较病毒更常见，其中还包括非典型病原体，如支原体、衣原体等。主要症状：咳嗽、咳痰、气喘、发热甚至胸痛、气急，部分患者还会出现痰中带血，严重时可发展为肺炎。也有的患者病程进展很快，可直接出现剧咳、高热不退、精神萎靡等肺炎的表现。支气管炎、肺炎主要是由上呼吸道感染向下蔓延所致。而慢性支气管炎及慢性阻塞性肺疾病患者急性加重主要表现为咳嗽次数、咳痰量增加或者痰变得浓稠或出现发热或气急较前加重等。

2. 预防与护理

预防上呼吸道感染是防治支气管炎和肺炎的关键。儿童病情进展快，特别是0~3岁之间，一旦出现高热不退、呼吸困难等表现，要即刻送往医院，切忌自行服药观察。对于咳嗽时间较长的患者，应在医师指导下服用止咳药，以免药物掩盖症状而延误病情的诊治。戒烟并防止被动吸烟，以杜绝不良理化因素对呼吸道的刺激。此外，要增强体质，养成良好的生活习惯；适当补充维生素；可接种季节性流行性感冒疫苗等。

（三）慢性气道疾病

1. 疾病原因及症状表现

慢性支气管炎是由于急性支气管炎没有及时治愈而反复发作引起的，并与长期吸烟、接触不洁空气或粉尘有关。支气管哮喘是由于体质对外界环境中某些物质如花粉、烟尘、羽毛、海鲜类、寄生虫类、油漆类等过敏所致。对于部分支气管哮喘患者而言，春季里各种鲜花和柳絮可能都是致敏原，患者会胸闷、呼吸困难甚至哮喘重度发作。同时哮喘也与慢性支气管炎反复发作有关，这两种病相互作用密切。

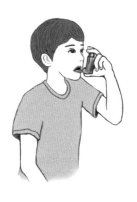

2. 预防与护理

平常注意锻炼，增强体质，注意预防感冒；严禁吸烟，控制饮酒，

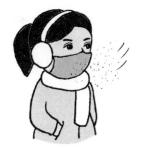

有确定过敏原哮喘患者需避免接触过敏原，要戴口罩或者尽早到医院开取抗过敏药物及抗哮喘药物，哮喘患者需随身携带含速效支气管舒张剂单方或复方制剂药物，以备随时急用。一旦发作不能控制，尽早到呼吸专科就诊。

3. 呼吸系统疾病防护总结

春季呼吸道疾病防治应遵循预防为主、准确诊断、及时治疗的原则。总结起来最好能做到以下七点：

（1）保暖。春捂秋冻，俗话说三、九月乱穿衣，说明天气变化无常，所以一定要记住保暖。

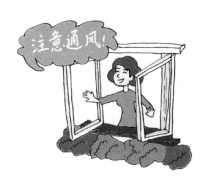

（2）通风。尤其是在比较密闭的场所、装有中央空调的房间，每天开窗通风两次，每次至少10分钟。

（3）运动。最好通过慢跑、快走、打太极拳之类的有氧运动来提高身体素质及防病抗病的能力。

（4）少去人群密集、空气混浊的场所（商场、超市、集贸市场、网吧等）。

（5）讲究卫生。做到饭前便后、打喷嚏、咳嗽和清洁鼻子以及外出归来后洗手，勤洗晒衣物，不随地吐痰，衣物及时更换。

（6）积极治疗基础疾病。患有糖尿病、脑血栓、高血压或者是慢性支气管炎等基础病的朋友，特别是有糖尿病的患者体质差，容易出现并发症，要及时治疗和控制基础病。

（7）谨防乱用药。很多人出现咳嗽、头疼等轻微流行性感冒症状时，往往会选择自己服用一些感冒药。但要注意的是少用抗生素，先锋类、头孢类、大环类抗菌药物对细菌性感冒有作用，对病毒性感冒不仅毫无作用，还会导致药物依赖。感冒初期，应服些有清热解毒和退热作用的感冒药，同时多喝开水，多吃富含维生素、易消化的食物，并注意休息。

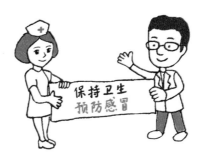

四、消化系统疾病的春季发作

春季，万物复苏，天气变化反复无常，也是"百草发芽，百病发作"的季节。消化性溃疡及甲型肝炎就是春季易发的两种消化系统疾病。

（一）消化性溃疡

1. 疾病原因及临床表现

消化性溃疡发病季节明显，秋冬、冬春之交发生率较高。该病是慢性消化系统疾病，有周期性发病、规律性上腹部疼痛的特点。主要的病因是幽门螺杆菌感染，其次与胃酸分泌过多、胃排空延缓和胆汁反流、遗传因素、药物因素、环境因素和精神因素等有关。通常人们总是把胃溃疡和十二指肠溃

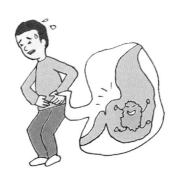

疡称之为"胃病"或溃疡病。主要是它们临床表现极其相似。但是还是有区别的：

（1）疼痛部位。胃溃疡疼痛多位于剑突下正中或偏左，而十二指肠溃疡的疼痛多位于上腹正中或略偏右。

（2）疼痛规律。胃溃疡疼痛多于餐后半小时至2小时出现，持续1~2小时，在下次进餐前疼痛已消失，即所谓"餐后痛"。而十二指肠溃疡疼痛多于餐后3~4小时出现，持续至下次进餐，进食后疼痛可减轻或缓解，故叫"空腹痛"，也可在夜间出现疼痛，叫夜间痛。胃和十二指肠溃疡不像恶性肿瘤那样令人闻之色变，所以很多患者对腹痛、解黑便等症状不予以重视，不及时诊治或自行服胃药，造成溃疡加重，最后引发出血、穿孔、癌变等并发症，延误病情，增加了医疗费用。

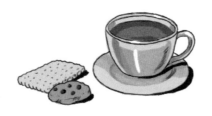

2. 预防与护理要点

（1）饮食得当。勿食刺激性食物，如浓茶，对健康人来说，饮茶是有益的，但对溃疡病患者，饮茶则有害无益。因为茶作用于胃黏膜后，可促使胃酸分泌增多，尤其是对十二指肠溃疡患者，这种作用更为明显。胃酸分泌过多，便抵消了抗酸药物的疗效，不利于溃疡的愈合。所以溃疡病患者最好不饮茶，特别要禁饮浓茶。牛奶鲜美可口，营养丰富，曾被认为是胃溃疡和十二指肠溃疡患者的理想饮料。但研究证明牛奶刺激胃酸分泌的作用比牛奶本身中和胃酸的作用更强，牛奶刚入胃时，能稀释胃酸的浓度，缓和胃酸对胃溃疡、十二指肠溃疡的刺激，可使上腹不适得到暂时缓解。但过片刻后，牛奶又成了胃黏膜的刺激因素，从而产生更多的胃酸，使病情进一步恶化，所以胃溃疡患者常饮牛奶并不利于胃溃疡愈合。然而，牛奶中的蛋白质、脂肪对胃溃疡患者有益，故每日饮用250毫升是不会有问题的，也可将250毫升牛奶分2次在餐后饮用。其次还要注意勿食咖啡、乙醇（酒精）、泡菜、辛辣食物，以及饮食不要过热、冷、勿饮食过快、暴饮暴食。宜进易消化、富于营养、软硬冷热适宜的食物。避免服用对胃黏膜有损害的药物，如阿司匹林、地塞米松、泼尼松、吲哚美辛（消炎痛）等，对胃黏膜有刺激作用，应尽量避免使用，如果因疾病需要非得服用，可向医师说明，改用他药，或放在饭后服用，减少对胃的不良反应。

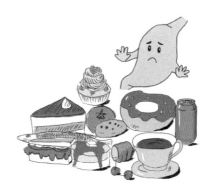

（2）避免精神紧张。胃溃疡是一种典型的心身疾病，其发病原因、疾病的转归均与心理因素、情绪因素及生活事件有密切的关系。经研究消化系统疾病患者中普遍存在着焦虑、抑郁情绪。精神紧张、情绪激动，或过分忧虑会对大脑皮质产生不良的刺激，使丘脑下中枢的调节作用减弱或丧失，引起自主神经功能紊乱，不利于食物的消化和溃疡的愈合。"春时阳气生发，胃病多有功血之虞"，故春季宜恬静勿恼怒，以便缓解症状促进溃疡愈合。

（3）生活规律，注意气候变化。胃溃疡患者生活要有一定规律，不可过分疲劳，劳累过度不但会影响食物的消化，还会妨碍溃疡的愈合。溃疡病发作与气候变化有一定的关系，因此溃疡患者必须注意气候变化，及时添减衣被。

（4）消除细菌感染。幽门螺旋杆菌是导致胃炎和溃疡的一个主要因素，同时幽门螺旋杆菌具有一定的传染性，幽门螺杆菌是经口腔进入人体的，因为这种细菌常存在于患者和带菌者的牙垢与唾液中。因此，要注意口腔卫生、防止病从口入。幽门螺杆菌可在自来水中存活4~10天。因此，要做到喝开水不喝生水、吃熟食不吃生食。

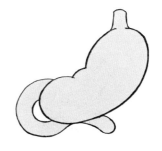

（5）防止复发。必须坚持长期服药，由于胃溃疡是个慢性病，且易复发，要使其完全愈合，必须坚持长期服药。切不可症状稍有好转，便骤然停药，也不可朝三暮四，服用某种药物刚过几天，见症状未改善，又换另一种药。一般来说，一个疗程要服药4~6周，疼痛缓解后还得巩固治疗1~3个月，甚至更长时间。

（二）甲肝

1. 疾病原因及症状表现

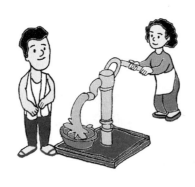

甲肝的全称是甲型肝炎，冬春季节是发病高峰期，儿童多见，随着年龄增长，易感性逐渐下降，所以甲型肝炎在成人中较少见。患者自潜伏末期至发病后10天传染性最大，粪—口传播是其主要传播途径，水、食物是其爆发性传播的主要方式，日常生活接触是散发病例的主要传播途径。该病起病急，多表现为畏寒、发热、腹痛、腹泻、消化不良、食欲减退、恶心、疲乏、肝肿大及肝功能异常等。部分病例出现黄疸。起病初时往往被误认为感冒，容易被人忽视，延误病情，继而引起暴发或散发流行。

2. 预防与护理重点

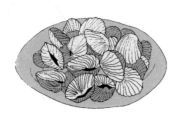

（1）肝炎期间，避免加重肝脏负担，禁酒、避免劳累、勿暴饮暴食，以休息、营养为主，辅以适当药物，但避免使用损肝药物。

（2）注意饮食卫生，加强饮水

消毒，不论是自来水，还是井水、河水、塘水都要消毒。如50升水加1片漂粉晶片，就可杀灭甲肝病毒。如已有甲肝流行，可适当加大漂粉晶的用量。不吃不干净的食物，生吃瓜果要先洗净。毛蚶、蛤蜊等水产品可能黏附甲肝病毒，不要生吃或半生吃。直接入口的食物如酱菜、凉拌的菜，不要在可能受污染的水中洗涤。讲究餐具茶具的卫生。有肝炎流行时，勿办酒席。因甲肝患者在症状出现之前大便中就有病毒排出，在甲肝流行时自办酒席，宾客中可能有尚未发作的患者，容易引起参宴者甲肝暴发。早发现、早隔离、早治疗。甲肝患者症状明显出现以前，传染性很强，所以越早发现、早隔离，就越能减少传染的危险。

第二章
夏季常见病的预防与护理

夏季天气炎热,人体代谢功能增强,体内水分丢失较多,易出现电解质平衡紊乱,造成机体抵抗力下降,体质虚弱,易发生中暑及肠道传染病,特别是老年人、体弱多病者及儿童更易发生上述疾病,因此做好预防十分重要。

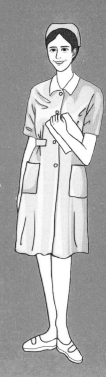

夏季常见病有哪些,你知道吗?

夏季儿童疾病的预防与护理

一、儿童凉席性皮炎

1. 症状表现

所谓凉席性皮炎,医学名称为"丘疹样荨麻疹",是指孩子由于睡凉席而导致的皮肤病症,主要表现为呈孤立、散状分布的小红疙瘩。它们多集中于背部、腰部和腿部,一般会有刺痛或瘙痒感,严重时,红疙瘩上还会起小水泡。

2. 疾病原因

凉席性皮炎一般是由凉席的材质引起的。首先,有些凉席中含有一种致敏原,有过敏体质的孩子在接触这种物质后,就会发生过敏反应。另外,目前市面上常见的凉席材质主要为竹子、草苇或藤。草苇材质的凉席缝隙中容易寄生螨虫,加之皮屑、灰尘、汗水容易渗入苇席的缝隙中,在潮湿、高温的环境下,就会滋生一些对人体有害的微生物,导致孩子患上皮肤病。

3. 预防与护理

(1)选择好凉席。选材时最好选用竹席或藤席,不要选用草席,因为草席容易生螨虫,草席本身也是过敏原。

(2)凉席定期杀菌。新买凉席、使用过一段时间后每年首次使用凉席前,要用热开水反复擦洗凉席,再放到阳光下暴晒数小时,这样能将肉眼不易见到的细菌、螨虫及其虫卵杀死。秋季存放凉席时也以此法进行,内放防蛀、防霉用品以抑制螨虫的生长。

（3）用樟脑杀菌。可将樟脑丸用榔头敲碎,把樟脑丸碎末均匀地撒在凉席面上,随后卷起凉席放在床上捂上1小时,之后除去樟脑丸碎末,再以清水用抹布擦抹凉席(抹两次),然后将凉席晾晒,使樟脑丸气味尽快挥发。

（4）喷洒杀螨药。为消除凉席中的螨灾要用杀虫药物"消杀灭"或"杀虫威"等喷洒,喷洒后2小时,再用湿布把药液擦干净。凉席要每天擦抹,并保持干燥,室内要保持通风。

（5）过敏别用手抓。孩子一旦患病,千万不要让他们用手抓。因为指甲里藏有细菌,如果抓破会导致感染;父母也不要用花露水、风油精、痱子粉盲目给孩子止痒,因为患病儿童的皮肤本来就已经很敏感,使用这些不但起不到治疗作用,还可能适得其反。

（6）正确的做法是及时到医院就诊,或者去正规药店购买抗过敏性药膏,如糠酸莫米松乳膏(适合1~2岁幼儿)、丁酸氢化可的松乳膏(适合10岁左右孩子)涂在患处。别把皮炎当湿疹。由于家长很难区分各种相似的病症,可能会把凉席性皮炎误认为是"水痘"或者夏季"湿疹",盲目大意、延误治疗。所以,一旦孩子出现皮肤不适,一定要及时到医院确诊治疗。

二、儿童哮喘

儿童病学专家指出,夏季儿童发生哮喘的病例正在逐年增加,必须引起家长重视。因此,从儿童保健的角度讲,夏季儿童宜防哮喘。

1.症状表现

夏季患哮喘的孩子的主要症状是咳嗽,常在受冷(吃了冷饮、进入空调房间等)的情况下突然发生阵咳。这种咳嗽的特点是"咳三阵",即清晨醒来咳一阵,晚上临睡前咳一阵,到了半夜醒来还要咳一阵。病情轻者，一阵咳嗽声，干咳无痰，有时咳出少许白色泡沫黏痰。病情重者，一阵要咳数分钟或连续半小时，犹如"开机关枪"。也有的很像"百日咳"，咳得面红耳赤，涕泪齐流。更有甚者，咳得连吃下去的胃内食物都会呕吐出来。这种咳嗽常常反复出现，孩子并无明显的气喘，肺部听诊也无哮鸣音，不发热，没有呼吸道感染的征象。在医学上称之为咳嗽变异性哮喘或变应（过敏）性咳嗽。

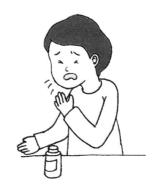

2.疾病原因

研究发现，哮喘儿童一旦遇到冷空气、冷风或摄入冷饮或冷冻食品后，就会促使哮喘发作。现在，人们生活水平提高了，多数家庭装上了空调。当人们大汗淋漓地由室外进入室内时，顿时觉得凉爽和畅快。但是，对于一个特应性（过敏）体质的孩子而言，则犹如从夏季突然转入深秋季节，上呼吸道会受到

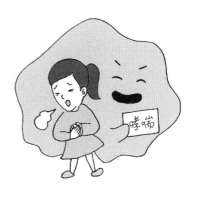

冷空气的突然袭击，使原本就处于高反应状态的气管、支气管发生反射性痉挛，出现咳嗽、气喘。

在使用空调的房间，空气得不到彻底更新和流通，空调机内积存的病毒和灰尘，也可能诱发哮喘。在国外，早已有"空调机诱发哮喘"的报道。可以说，空调制冷是诱发夏季儿童哮喘的主要原因之一。

另外，夏天里孩子大量进食冷饮，也是一个"冷"刺激。"冷"对于哮喘宝宝来说也是一种变应（过敏）原，不论在什么季节都是哮喘

的一个重要诱因。

3. 预防与护理

对家长来说，应该从防"冷"入手。酷暑难当时，空调可以使用。但是必须注意，室内的温度与室外温度相差不要超过5℃，更不要让孩子正对着空调的出风口。孩子从外面玩得满头大汗地回到家里，情绪仍很兴奋，不要立刻进入空调房间，更不要打开冰箱拿起冷饮就喝。可以让孩子先用毛巾将身上的汗水擦干，喝一些温开水，待情绪稳定后，再享受空调。教育孩子尽量少吃冷饮。

另外，空调房间每天都要彻底清扫，定时开窗换气。家长可定期找哮喘专科医师对孩子进行检查，以得到及时的指导。多让孩子进行游泳、保健体操等体育锻炼，以增强体质，减少哮喘的发作。

三、儿童肺结核

1. 症状表现

儿童结核初感染时，不像成人那样有咳嗽、咯血、盗汗等症状，小部分表现有反复呼吸道感染、咳嗽和持续低热、厌食、消瘦及性情改变等，少数宝宝呈急性发病，表现为突然高热、头痛、周身不适、咳嗽、气短等。

2. 疾病原因

结核病是由结核杆菌引起，结核杆菌一旦被儿童吸入即可造成感染，首先在肺内形成炎症性原发病灶，继而胸内淋巴结肿大，结核杆菌进一步通过淋巴、血液循环系统产生血行播散，与此同时人体可逐渐产生对结核杆菌的特异性抵抗力，多数儿童体内的大部分结核杆菌被抵抗力消灭，原发病灶逐渐痊愈，血行播散也被控制，仅留下少数潜伏病灶，受感染后体内潜伏病灶的少量结核杆菌可长期存在，在一生中任何时期抵抗力低下时,潜伏的结核杆菌可生长繁殖而进展为成人的续发性结核病,成为结核病新的传染源,引起新的传播。在原发感染过程中少数抵抗力差、感染严重的儿童可发生临床原发结核病,急性血行播散型结核病和结核性脑膜炎等严重疾病危及儿童健康和生命,因此保护儿童不受结核杆菌感染,其重要意义除防止儿童结核病,保护儿童健康外,同时也是从根本上控制结核病流行的重要关键。

儿童结核感染的传染源往往来自痰涂片阳性的成年肺结核患者,多数为家庭成员,如果儿童的母亲患有痰涂片阳性肺结核病,该儿童就有受感染的高度危险性,因为母婴间的接触非常密切,而儿童的防御机能和抵抗力又较差,如一位患有排菌肺结核的母亲抱着正在哭闹(反复深呼吸动作)的婴幼儿,母亲剧烈咳嗽喷出大量带结核杆菌的飞沫,很容易被婴幼儿吸入,感染危险性很大。

绝大多数受结核杆菌感染的儿童并不发展为结核病,对这些健康、无症状的儿童,确定已受结核杆菌感染的唯一证据是结核杆菌试验呈阳性反应,感染结核杆菌的儿童对结核菌素产生高度敏感性,经皮内注入结核菌素72小时测量注射部位皮肤硬结直径来判定反应的强弱,根据该儿童是否接种过卡介苗的不同的情况决定是否已受自然结核杆菌感染。结核菌素试验阳性并不能用来衡量身体的抵抗力,也不能提示是否存在结核病或结核病的范围和程度,只是表明身体感染了结核杆菌。

由于人类对结核杆菌存在先天性抵抗力,因此多数儿童虽受结核杆菌感染,但未发展成临床结核病,然而也存在少数抵抗力差,感染严重的儿童发展成结核病。儿童结核病通常占所有结核病的5%~15%,5岁以下儿童,尤其是2岁以下的婴儿,由于防御系统发育不成熟,产生的抵抗力不强,可发生全身播散性结核病、结核性脑膜炎,如不能及时诊断、治疗,可危及生命。由于患结核病儿童咳嗽、咳痰症状较少,难以获得细菌学的诊断依据,加之对结核杆菌的敏感性和反应性高,病变表现不典型,常有多发性浆膜炎、关节炎、泡疹性结膜炎、结节性红斑等过敏性表现和结核菌素试验强阳性反应，同时应特别重视传染源的接触史和发育不良、体重减轻等症状。儿童结核病如能早期发现，及时接受合理正规治疗，效果是很好的。

3. 预防与护理

结核病控制对儿童来说重在预防，关键是保护儿童免受结核杆菌的感染，即及时发现和彻底治愈。痰涂片阳性肺结核患者绝大多数具有不同程度的症状，如咳嗽、咳痰、咯血、低热、乏力、盗汗等，应及时就诊。医师对结核病需有高度的警惕性，应进行及时检查，一旦确诊为肺结核病或怀疑肺结核要转至结核病防治机构进行治疗管理直至痊愈。

对传染源家庭中的儿童接触者要进行结核菌素试验检查，如呈强阳性反应要进一步做胸部X线等检查，了解有无临床结核病灶，如未发现临床结核病应给予预防性治疗，以减少以后发生结核病的机会。室内应该经常通风，患者要养成良好的卫生习惯，如咳嗽时要用手帕捂嘴，不随地吐痰等。如发现儿童结核患者，则其家庭成员应做预防性体检，及时发现家庭内结核病传染源，防止继续传染给其他儿童。

新生儿接种卡介苗，可以提高儿童对结核病的抵抗力，减少全身血行播散性结核和结核性脑膜炎的发生，但由于卡介苗保护力不够强，还不能完全防止结核病的发生。卡介苗初种成功后一般不必进行复种。儿童生活规律，平衡合理的膳食，适当的户外活动，有利于增强对结核病的抵抗力。

四、儿童肠道疾病

1. 症状表现

夏天天气炎热潮湿，是细菌、真菌大量滋生的时期，食物、餐具极易受污染。幼儿的抵抗力弱，当幼儿受凉、受热或饮食不当、暴饮暴食后，都容易导致消化功能紊乱，患上胃肠道疾病。例如急性胃肠炎、感染性腹泻、细菌性痢疾等。临床表现多见呕吐、腹痛、腹泻、发热等。幼儿患胃肠道疾病后应及时到医院诊治。

2. 疾病原因

（1）感染。多半是病从口入，由于饮食不干净，细菌或者病毒通过食物进入体内，这是一种比较重要的原因。

（2）儿童体质的原因。有些孩子先天体质较弱，可能会造成生理性腹泻；胃肠道比较敏感，比如对牛奶过敏，喝了以后就会腹泻；还有孩子对乳糖不耐受，像这种情况只能通过饮食进行调整，在饮食上小心一点。

（3）饮食喂养因素。比如过度饮食或者过度应用抗生素，造成肠道正常菌群失调也会引起腹泻。

3. 预防与护理

预防幼儿胃肠疾病的关键是把好"病从口入"这一关，要特别注意卫生。吃瓜果要洗净去皮，蔬菜要洗净，并加少量蒜泥、醋，既能增加食欲，促进消化，又能灭菌解毒。生、熟刀砧和案板须分开，外购熟食宜加工、加热后食用。平素饮食宜清淡，以易于消化的食物为主、多吃蔬菜和水果、少量多次喝水、不宜过量吃冷饮冷食等。在夏季进行适宜的户外锻炼，对小儿的增长发育、增强抵抗力也有帮助。

五、儿童消化不良

1. 症状表现

小儿消化不良最常见的表现是腹泻，这种腹泻属于非感染性腹泻。由于年龄、饮食习惯不同，小儿大便的性状也不同。

（1）大便性状发生改变或次数增多，即为腹泻。

（2）大便量多、泡沫多、粪质粗糙、含食物残渣或未消化的食物，大多是由于进食过多或食物中淀粉（糖类）含量过高所致。

（3）大便呈黄褐稀水样或夹杂有未消化的奶瓣，伴有刺鼻的臭鸡蛋气味，可能是对蛋白质消化吸收障碍。

（4）大便量多呈糊状，外观油润发亮，内含较多奶瓣和脂滴，臭气大，说明脂肪消化不良。除了拉肚子外，小儿可能还会伴有腹部胀气、呕吐，但精神尚好。

（5）小儿口臭，呼出的口气中有酸腐味，舌苔白厚。

（6）食欲不振，不愿意吃饭；睡眠中身子不停翻动，有时还会咬牙，这是"胃不和则夜不安"的表现。

（7）面颊潮红，面部皮肤粗糙，环境稍热面部红得更明显。

2. 疾病原因

（1）喂养不当。婴幼儿阶段消化系统尚未发育成熟，胃容量小，消化液分泌不充足，各种消化酶的活性也较低，胃肠道内黏膜柔嫩，消化功能还比较弱。且神经系统发育还不完善，调节功能较差。如果父母在喂养上掌握不当，没有在饮食的质和量上与各个时期的要求恰当配合，过饥或过饱都会引起消化功能紊乱。例如不定时喂哺，给的食物不易消化；喂食过多，突然改变食物的性质等都会引起消化不良。

（2）其他原因。天气突然变化，腹部受凉使肠蠕动增加；滥用抗生素，使胃肠道内菌群失调；过度哭闹、情绪紧张或情绪低落等因素均可能引起自主神经功能失调，减弱胃肠道消化吸收能力，出现消化不良。

3. 预防与护理

（1）母乳喂养的小儿因消化不良出现腹泻，一般可以继续哺喂母乳，暂停辅食。人工喂养的小儿，6个月以内的可喂以米汤或水稀释的配方奶；6 个月以上的宜选用平时习惯的少渣食品，如粥、面条等，少量多餐，逐渐过渡到正常饮食。同时，可根据上述小儿的大便形状调整其饮食。

（2）没有腹泻，但有其他一些消化不良的表现时，也应该对饮食进行调整。如少吃主食和肉类、鱼类，代之以蔬菜、水果，以利于消化吸收；减少食量或是少吃一餐，以利于肠胃功能的恢复；临睡前不要吃得太饱；小儿偶有一顿食欲不佳、不必勉强进食。

（3）食物要荤素搭配做到多样化，但尝试新的食物时，要逐渐增加，刚开始不应给太多，让孩子有个适应过程。

（4）培养良好的饮食习惯。吃饭要定时定量，不可因为某种食物可口就允许小儿吃很多。零食要适量，太多零食会让孩子在正餐时没有饥饿的感觉，吃饭前 1 小时尽量不吃零食。

六、儿童热痱

1. 症状表现

除了脚底、手掌等皮肤较厚的部分外，痱子多发生于颈、胸背、肘窝、腘窝等部位，小孩可发生在头部、前额等处。初起时皮肤发红，然后出现针头大小的红色丘疹或丘疱疹，密集成片，其中有些丘疹呈脓性。

长痱子后有剧痒、疼痛的感觉，有时还会有阵阵灼痛等表现。一些体重过重的小儿，在皮肤皱褶对磨部位，如脖子、腋下，大腿内侧等，痱子常演变成"对磨疹"，病灶常呈潮红一片，脱屑、湿润甚至糜烂、皲裂等情况皆有可能发生。持续不退的痱子，易发生继发性细菌、真菌感染或湿疹化，应及早寻求皮肤科医师的诊治。

2. 疾病原因

痱子又名"汗疹"，是夏天最常见的皮肤急性炎症。由于夏季气温高、湿度大，身体出汗过多，不易蒸发，汗液浸渍表皮角质层，使汗腺导管口闭塞；汗腺导管内汗液储留后，内压增高而发生破裂，使汗液渗入周围组织引起刺激，在汗孔处发生疱疹和丘疹，因此出现痱子。由于小儿皮肤细嫩，且汗腺功能尚未发育完全，所以发生痱子的机会较成人多，但多汗或肥胖的成人也常有痱子的困扰。

3. 预防与护理

其实，小儿比成人更怕热，因此衣服要宽大、吸汗、透气性高；所处的环境也要通风、凉快或有冷气设备。其次，应注意皮肤卫生，勤洗温水澡、勤换衣服，洗澡后可涂上爽身粉或痱子粉。此外，不要在烈日下嬉戏，饮食不要过饱，少吃含糖和高脂肪的食物，都可以预防痱子的发生。

七、儿童热疖

1. 症状表现

热疖一般是在痱子的基础上发生，儿童头面部多见，初起时很像虫咬后的水肿红斑，很快成为坚实的红色小结节，自觉疼痛，往往不止一个，逐渐长成豌豆、蚕豆甚至核桃大小，顶端钝圆，中心无脓栓，经过几天后变软、溃破，排出黄绿色黏稠的脓液，经5~7天结疤而愈。有时旧疹消退、新疹又继续发生，气温降低后自然减轻。头部疖病可破坏毛囊致秃发。

发生疖病时，一般无明显全身症状，多发、重症者可有发热，附近淋巴结常肿大，更严重者可致败血症。

2. 疾病原因

"热疖头"又被称之为热疖，俗称痱毒、假疖，乃小汗腺的化脓性感染。热疖几乎集中于七、八、九三个月内发生。由于热天多汗，闷热,皮肤汗腺口被汗液或污物堵塞,细菌(主要是金黄色葡萄球菌)一旦侵入汗腺管口后,就容易发生化脓性感染。又因它常发生于儿童、尤其是小儿的头部,所以也叫"热疖头"。

3. 预防与护理

(1)热疖的预防要重于治疗,夏日尽量减少小儿外出活动时间,勤洗澡,保持皮肤清洁卫生。衣物宜宽松透气,家长要及时给小儿修剪指甲,避免抓破局部皮肤导致感染。

(2)妈妈切不可用力挤压患儿疖子,把脓液挤出,因为脓液是细菌和体内白细胞决战的结果,这时没有死亡的细菌被白细胞等"卫士"团团包围,正苦于不能突围,如遇外力挤压,正好助了细菌一臂之力,使细菌突破包围圈,进入血流,酿成败血症。面部的血管非常丰富,尤其鼻子下面的部位,医学上称为"危险三角区"。面部"危险三角区"的疖肿,如被挤压,容易促使细菌沿静脉向颅内扩散,引起化脓性炎症,使感染越来越严重。

八、儿童黄水疮

1. 症状表现

黄水疮好发于夏秋季节,多发生于暴露部位,如颜面、口周、鼻孔周围及四肢等,多继发于痱子、湿疹等。皮损开始为散在性红斑或丘疹,很快变为水疱,米粒至黄豆大小的水泡迅速化脓混浊,周围绕以炎性红晕。脓疱开始时丰满紧张,数小时或1~2天后脓液混浊下沉,呈半月状,此时,疱壁薄而松弛,易于破裂,露出糜烂面。干燥后形成黄色痂皮。

2. 疾病原因

(1)儿童的皮肤薄嫩,皮脂腺发育不成熟,皮肤表面缺乏脂质膜保护,所以对细菌的抵抗力差。

（2）夏季气候温热潮湿,皮肤多汗,细菌容易繁殖,而且皮肤经汗液浸渍之后容易受伤,给细菌侵入打开了缺口。

（3）儿童夏季易发痱子、湿疹等皮肤病,也容易继发黄水疮。

3. 预防与护理

（1）黄水疮患者要进行适当隔离,特别是托儿所、幼儿园等集体单位,防止传播。

（2）与患者接触过的衣服、床单、毛巾、玩具等物品应进行消毒（可放在水中煮沸或强烈的日光下曝晒）。

（3）黄水疮是传染性疾病,因此做好个人卫生工作是预防的关键。注意皮肤卫生,夏季勤洗澡、洗手,增强营养,改善全身抵抗力,玩具也要经常清洁消毒。

（4）如果已经患了黄水疮,先用1∶2 000黄连素或1∶5 000高锰酸钾液清洗患部,再外用莫匹罗星软膏,红霉素软膏等抗生素软膏,还可以用龙胆紫液涂抹患处,每日两次。

（5）脓痂较厚者可先用油剂软化去掉痂皮,再用抗生素软膏。

（6）病情重者,应及时到医院就诊。

（7）小儿可适当补充维生素A、维生素B、维生素C,以增强免疫力。

九、儿童热痉挛

1. 症状表现

热痉挛发作的一般情况是:父母发现原来好好的孩子,突然意识全无、对外界刺激无反应、两眼上吊、肢体肌肉僵硬地不停抖动、脸色发紫、口吐白沫、大小便失禁等,这就是抽搐(又谓痉挛)的表现。热痉挛发作的时间,短则数十秒,长则二三十分钟。发作过后,小儿会因太累而熟睡一阵子(半小时至数小时),然后会再醒来,此时意识状况及活动力都应回复正常。

2. 疾病原因

热痉挛为一种良性疾病且少有后遗症，通常发热在39℃以上发生，较常出现在一岁到一岁半的幼儿，男孩比女孩多。当孩子发生此症状时，家长要镇静处理，症状缓减后，最好至医院检查是否有其他造成抽搐原因，对症治疗。

伴随着发烧的肢体抽搐称为热痉挛，它是儿童抽搐最常见的原因，热痉挛并不是癫痫，脑部发炎引起的抽搐也不能称为热痉挛。5岁以下的儿童发生率为3%~5%，欧美地区比亚洲常见，在台湾发生率约为3%，男孩比女孩略多。

3. 预防与护理

一项研究指出，若目睹孩子热痉挛发作，90%家长都呈现极度恐慌的状态，20%甚至因惊慌失措，无法快速将孩子送到医院诊治，也有家长因为慌乱而不慎将孩子摔伤。若能够知道紧急处理的方法，以及了解热痉挛发作大多会在数分钟内自动停止，也不会造成痛苦或死亡，就比较能保持镇静。

首先让孩子侧躺，以免呕吐物或口水阻塞呼吸道，可用枕头放在小孩头下避免碰撞，且清除周围尖锐物品。松开过紧的衣物以免影响呼吸，若小孩口中有异物，可在侧躺后将之清除，但不要太勉强。不可用任何东西（如汤匙、布）塞入患者口中，以避免造成牙齿断裂或呼吸道阻塞，也不必撬开咬紧的牙齿，不要为了压制抽搐而紧压或束缚孩子的身体，否则会造成肌肉骨骼受伤及妨碍呼吸。不可施行人工呼吸，除非幼儿在抽搐停止后没有呼吸才需要。在抽搐后不要马上给小孩喝东西，以免误入呼吸道。也不要立刻让小孩起来走动，因为抽搐后会嗜睡，容易跌倒。若高热39℃以上不退，可使用肛门塞剂退热。

下列情形要考虑以药物预防再发生的机会：

（1）热痉挛已发生2次以上的幼儿。

（2）脑性麻痹、智能障碍、发育迟缓的幼儿。

（3）复杂性热痉挛（超过15分钟或单侧抽搐者或1天有2次以上发作者）。

（4）父母或兄弟姐妹中有癫痫的病史。

十、儿童脱水热

1. 症状表现

鉴别婴幼儿是否缺水可注意观察婴幼儿的睡眠与排尿情况。发现婴幼儿未到喂奶时间就哭闹不停，睡眠不安或排尿次数明显减少，而且排尿量多，同时还伴有发热、口唇干燥、情绪烦躁等症状，那就可能是因缺少水所致的脱水热。这时就要及时给婴幼儿喂水，最好在两次喂奶中间喂些0.5%的淡盐水（用温开水冲），人工喂养的婴幼儿在夏季更应多喂些淡盐水，以免发生脱水热。

2. 疾病原因

（1）因为水是人体组织的主要组成部分，新生儿体重的80%是水，婴儿体重的70%是水。婴幼儿每日每千克体重需水量为150毫升，2岁以上的孩子至少也要100毫升。这些所需水分除由进食供给外，还需要另外补充。夏天气温高，婴幼儿排出大量的汗液，需要比其他季节补充更多的水。据测定，体温每升高1℃，体内的水分就要蒸发掉10%。这时如果不及时给孩子补充水分，就会发生脱水而发热，严重者甚至发生中暑。

（2）由于婴幼儿大脑中的体温调节中枢发育不健全，对外界气温变化的适应能力差，抵抗力弱，加上又不会说话，即使出现不适，也只能用哭闹来表达。有的年轻父母缺乏经验，往往以为孩子哭闹就是肚子饿了，于是就迫不急待地给他们吃奶、喂奶粉，结果因摄入的蛋白质、脂肪、糖过多，水分相对不足，导致体内细胞缺水。

3. 预防与护理

（1）给婴幼儿一个凉爽环境，如果婴幼儿缺水没有得到及时补充，则容易引起脱水，对于这种非病理性脱水，家长只要细心护理就能预防和改善，例如为婴幼儿营造一个舒适凉爽的环境非常关键，周围温度不能过高，以免大量出汗。

（2）防婴幼儿脱水的绝佳武器是温白开水，婴幼儿出汗很多、烦躁不安甚至大便干燥，就是脱水的迹象，及时补水是防止脱水的最佳途径，而与体温温度相似的白开水是最佳选择。此外，4个月以下纯母乳喂养的婴幼儿，夏天也可以适当喝水。

十一、儿童暑热症

1. 症状表现

（1）体温很少超过40℃，通常随着外界环境温度变化而改变。很多婴幼儿发热规律是从每天清晨开始，日间体温逐渐升高，下午渐降，到傍晚时最低，至次日清晨又开始升高。但有的婴幼儿发热并不规律，可能忽高忽低。

（2）发热持续时间长久，病程1~2个月，也有长至3~4个月，在天气凉爽时渐渐好转。

（3）在房间温度低时或把婴幼儿带到凉爽之处，体温会很快恢复正常。

（4）婴幼儿总是口渴，喜欢喝水，每天的饮水量可达3升以上。由于喝水多，尿的次数每昼夜可达20多次，尿色很清，送去化验检查没有什么异常，只是尿比重低。

（5）婴幼儿不出汗，只是有时可见头部稍有点汗。

（6）精神状态还好，有时可能会有消化不良或类似感冒的症状。如果热度较高，婴幼儿会有惊跳、烦躁、爱哭及食欲下降等表现。

2. 疾病原因

暑热症在发病年龄上很有特点，即大多发生在6个月到3岁的婴幼儿，超过3岁后极少患此症。因为婴幼儿在3岁以前大脑的体温调节中枢尚未发育成熟，所以体温不能随着外界环境温度的升高而自行调节；汗腺功能也不足，出汗少而不容易散热。而且患暑热症的婴幼儿容易每年都发生。通常婴幼儿到了3~4岁后，身体内的体温调节系统逐渐成熟而不再发病。

3. 预防与护理

（1）天热时不要给婴幼儿穿着太多或太厚，以免影响身体散热。

（2）室内温度控制在22~24℃。

（3）给婴幼儿洗温水浴，水温要比婴幼儿体温低3~4℃，每次20~30分钟，每天洗2~3次。

（4）饮食要清淡，水分要充足，多给婴幼儿喝一些菜汤，但盐不宜多，也不要吃油腻食品。

（5）在医师的指导下，服用一些清暑、益气、养阴、清热的防治暑热症的中成药及药膳。

十二、细菌性痢疾

1. 症状表现

急性痢疾主要表现为腹部不适或疼痛、呕吐、腹泻，大便次数增多，每日七八次，多者甚至20~30次，大便有黏液或脓血。严重者还可伴有发热、寒战、全身不

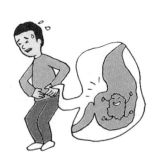

适等症状。

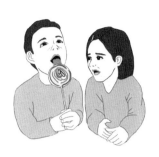

2. 疾病原因

夏季发病最多的是细菌性痢疾,气温高时痢疾杆菌繁殖很快,很容易患痢疾。

3. 预防与护理

（1）预防痢疾要把好"病从口入"这一关,避免食入腐烂或被细菌污染的不洁食物。不喝生水,多食大蒜对肠道传染病的预防和治疗都有一定效果。得了痢疾切忌乱用收敛止泻药,这样会使病菌滞留胃肠,使病迁延不愈。

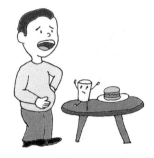

（2）患病期间要注意休息,多喝淡盐水。进食易消化和刺激性少的食物,如藕粉、面汤、稀粥、豆浆等流质食物,以减轻胃肠道负担。必要时须禁食12~24小时。

（3）儿童疟疾防护还要注意平时饮食卫生,不给婴幼儿吃不干净的食物,绝对不要给婴幼儿喝剩奶;让婴幼儿从小注意个人卫生,养成饭前便后洗手的习惯。坚持母乳喂养,勤换尿布,勤洗晒被褥也可以控制细菌的传播。

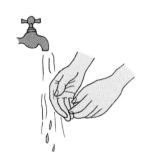

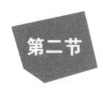

第二节　夏季相关疾病的预防与护理

一、急性肠胃炎

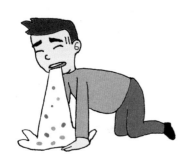

1. 症状表现

急性肠胃炎临床表现为腹痛、腹泻和呕吐。有时有不同程度的畏寒、发热。粪便一般为黄色水样，次数较多，粪中可出现黏液。少数严重病例，由于频繁呕吐及腹泻，可出现脱水。

2. 疾病原因

急性肠胃炎是夏季常见病之一，俗称"六月泻"。夏季气候炎热、潮湿，细菌繁殖快，许多细菌，如沙门菌、大肠杆菌等，容易污染饮食，都使人得胃肠炎。

3. 预防与护理

急性肠胃炎患者应休息，吃易消化的食物，发病初期可暂禁食，以减轻对胃肠的刺激，使胃肠得到休息。多饮水。症状缓解后，可进食清淡流质食物，如淡果汁、稀藕粉、浓米面汤，并少量多餐。豆浆和牛奶因产气易引起腹胀，故不宜食用。

排便次数减少后，可吃些含蛋白质多的食物，如乳类制品等。少吃糖类，因糖类易产气。如肠道产气恶臭时，可吃淀粉类食物，如马铃薯、山药、芋头、米、面食等。少吃肉、蛋、鱼以及豆类等不易消化的食品。禁忌酒类、咖啡、肥肉、冷菜、汽水。多喝含有大量维生素C的饮料，如鲜橘汁、番茄（西红柿）汁等。

二、电冰箱肠炎

随着人们生活水平的提高，电冰箱进入了千百万寻常百姓家。生活实践证明，电冰箱给人们的生活带来了极大的方便，但是，如使用不当，就会诱发多种"电冰箱病"，其中最为突出的是"电冰箱肠炎"。夏季，由于气候炎热，许多人喜欢吃冰箱中的食物。吃时似乎冰凉透心，浑身舒坦，令人惬意。但好景不长，往往几小时后即出现耶尔氏菌中毒症状，俗称"电冰箱肠炎"。

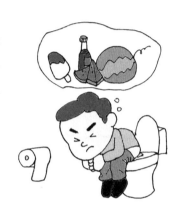

1. 症状表现

临床上的表现为：腹部隐痛，畏寒、发热、浑身乏力、恶心呕吐、厌油、纳差和轻中度腹泻，严重者可致中毒性肠麻痹。

2. 疾病原因

冰箱在生活中只是冷藏工具，它不是保险箱，更不是消毒柜。在低温环境下，病菌只是被抑制、停止生长而已，但并未冻死。在适当条件下，病菌仍可繁衍滋生。甚至某些病菌如李斯特菌、耶尔氏菌等，能在零下的低温环境下滋生繁衍，恣意妄为。如果人吃后，就会诱发"电冰箱肠炎"。耶尔氏菌尤其易污染冰箱中的生菜，如萝卜、番茄（西红柿）、芹菜和黄瓜等。其腹泻的最大特点为：持续腹痛、轻中度腹泻,比其他细菌性腹泻更难治愈。对中重度"电冰箱肠炎",必须送大医院及时治疗。所以,夏季宜防"电冰箱肠炎"。

3. 预防与护理

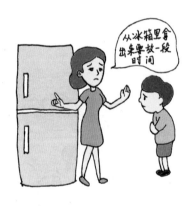

夏季"电冰箱肠炎"宜以预防为主,其具体措施为:

(1) 在冰箱中生熟食物宜分开。熟食应放入加盖的容器中存放,避免细菌交叉感染。

(2) 存放于冰箱内的熟食,再吃时一定要烧透,以杀灭可能因污染而带入的致病菌,防止病从口入。

(3) 食用生拌菜必须讲究卫生。夏季制作生拌菜,宜多加一些醋、生姜和芥末等佐料,它们也有较好的杀菌作用。

(4) 冰箱内物品存放要科学。在冰箱内应留有适当空间,以利于冷气穿透全部存品。

(5) 冰箱要定期消毒。一方面每3~4周一次用稀漂白粉水或0.1%高锰酸钾水擦拭;另一方面定期清洗冰箱,包括各板层,特别是过滤网,此处常常是污垢和病菌的积聚场所。

三、食物中毒

盛夏时节极易引起食物中毒。可根据以下几点判断是否为食物中毒:食物中毒潜伏期较短,在短时间内迅速出现大批症状相似的患者,形成发病高峰。如停止供应可疑食物,发患者数就迅速减少,并较快平息。

1. 症状表现

起病突然，并多以急性肠胃炎症状为主，表现为恶心、呕吐、腹痛、腹泻或便秘，体温正常或略升高。

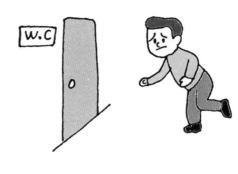

2. 疾病原因

夏季高温潮湿，细菌容易繁殖。食物中毒多由于食入被沙门菌、肉毒杆菌所污染的动物性食品和葡萄球菌所污染的其他食物而发病。

3. 预防与护理

食物中毒应采取的措施：

（1）催吐。如果食入变质食物的时间在一两个小时内，可用催吐的方法，然后立即取食盐20克，加开水200毫升，温水冲服。

（2）导泻。如果食入变质食物的时间已超过两三个小时，而且精神较好，则可服用些泻药，促使毒物尽快排出体外。一般用大黄30克，一次煎服。

（3）解毒。如果是吃了变质的鱼、虾、蟹等引起的食物中毒，可取食醋100毫升，稀释后一次服下；或用紫苏30克、生甘草10克，一

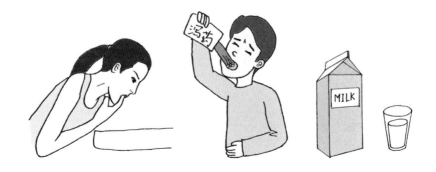

次煎服。若是误食了变质的饮料或防腐剂,最好的急救方法是用鲜牛奶或其他含蛋白质的饮料灌服。

四、蚊虫叮咬相关传染病

(一)伤寒

1.症状表现

发病特征:患者在患伤寒后第一周体温成梯形上升,第二周呈高热,持续1~2周,最长可达6周;表现为脉缓、表情淡漠、反应迟钝、高热时伴有嗜睡;部分病例可出现淡红色玫瑰疹。

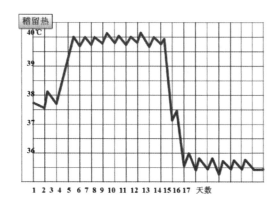

2.疾病原因

伤寒是一种由伤寒杆菌引起的急性传染病

3.预防与护理

大力消灭蚊虫,防止蚊虫叮咬。

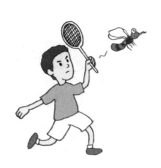

（二）疟疾

1. 症状表现

发病特征：出现高烧和间歇性寒战、出汗，并伴有头痛、恶心、呕吐等症状。间日疟最常见，表现为隔日发作一次，先寒战，后高热。

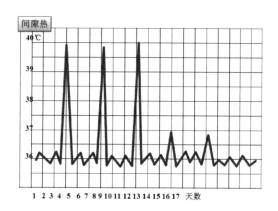

2. 疾病原因

疟疾是感染疟原虫所引起的热带和亚热带传染病，通常是由蚊虫叮咬后疟原虫进入人体血液而引起发病。

3. 预防与护理

大力消灭蚊虫，防止蚊虫叮咬。

（三）流行性乙型脑炎

1. 症状表现

流行性乙型脑炎是由流行性乙型脑炎病毒（简称乙脑病毒）引起的急性传染病。严重时会留下神经系统后遗症。传播途径是蚊虫叮咬。典型乙脑临床表现可分为4期：

（1）初期。为病初的1~3天，起病急，体温高达39~40℃，伴头痛、恶心、呕吐，多有嗜睡或精神倦怠。可有颈部强直及抽搐。

（2）极期。病程第4~10天，主要表现为：① 高热：体温高达40℃以上，一般持续7~10天，重者可达3周。② 意识障碍：嗜睡、谵妄、昏迷、定向力障碍等。一般持续1周左右，重者可长达4周以上。③ 惊厥或抽搐：多于病程的2~5天，先见于面部、眼肌、口唇小抽搐，随后呈肢体阵挛性抽搐，重者出现角弓反张。④ 呼吸衰竭：主要为中枢性呼吸衰竭，表现为呼吸表浅、双吸气、叹息样呼吸、潮式呼吸、抽泣样呼吸等，最后呼吸停止。脑疝患者除呼吸异常，还可伴有面色苍白、喷射性呕吐、反复或持续抽搐，昏迷加重，瞳孔忽大忽小，对光反射迟钝。⑤ 神经系统表现：多在10天内出现，常有浅反射消失或减弱，膝、跟腱反射亢进后消失，病理性椎体束征阳性，常出现脑膜刺激征。

（3）恢复期。极期过后，体温逐渐下降，精神神经症状逐日好转，一般于2周左右可完全恢复。重症患者可有神志迟钝、痴呆、失语、多汗、吞咽困难、颜面瘫痪、四肢强直性瘫痪或扭转痉挛等恢复期症状，经积极治疗大多数于半年内恢复。

2. 疾病原因

流行性乙型脑炎就是人们通常所说的"乙脑"。乙脑是以脑实质炎症为主要病变的中枢神经系统急性传染病，是病毒性脑炎中病情最重，预后较差的一种疾病，该病死亡率较高，后遗症也比较多。

乙脑的病原体是乙脑病毒，本病通过蚊虫叮咬而传播，多在夏季秋季流行。乙脑的起病较急，初起的首发症状是发热，一般均为高热，体温在1~2天内即达39~40℃，高热往往可持续7~10天，重者甚至可达3周以上。由于高热、脑实质炎症及脑水肿，宝宝可出现惊厥或抽搐、神志昏迷、频繁呕吐、意识障碍等症状。重型乙脑及暴发型乙脑在1~2天内体温即可高达40℃以上,伴昏迷,反复或持续抽搐,并可出现呼吸衰竭及脑疝。

3.预防与护理

乙脑的预防主要采取两个方面的措施,即灭蚊防蚊和预防接种。

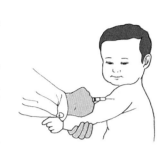

(1)灭蚊。加强对家畜管理,尤其幼猪搞好牲畜饲养场所的环境卫生。在流行季节前对猪进行疫苗接种。加强宣传,大力开展防蚊、灭蚊工作,消灭蚊虫滋生地。流行季节使用驱蚊剂、蚊帐等防止蚊虫叮咬。

(2)注射疫苗。免疫接种是预防流脑的主要措施,接种对象为1~15周岁儿童。保护易感人群,对重点人群及其家属加强预防接种的教育。大规模生产和使用的疫苗有三种:鼠脑灭活疫苗、细胞培养灭活疫苗和细胞培养减毒活疫苗。

乙脑的护理:

(1)在乙脑流行季节如发现有高热、头痛、意识障碍者应考虑乙脑的可能性,立即送院诊治,如确诊,一般要住院接受治疗。

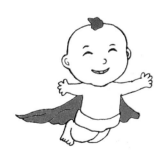

(2)宝宝应绝对卧床休息,室内保持安静、空气新鲜流通,避免强光刺激,以免诱发惊厥,调节室温在18~20℃,定期通风换气。

(3)每4小时测一次体温并记录,体温超过39℃,采取有效降温措施,通常应用物理降温方法,如用冰帽、冰袋冷敷头部和大动脉走行处,可有效降低头部温度。按医嘱应用退热药物,应用药物降温时,注意不可在短时间内将体温降得过低,以免大汗导致虚脱。

（4）给予高热量、高维生素的流质或半流质饮食,供给足够水分。使用磺胺药时,每日饮水至少2 000毫升以上,每日或隔日检查尿常规。如宝宝出现剧烈头痛,躁动不安,频繁抽搐或呕吐,为颅内压增高表现,加放床栏以防坠床,并立即通知医护人员。

（5）休息场所。应设有防蚊设备和灭蚊措施,环境安静,光线柔和,以防止声音、强光刺激患者。

（6）注意患者的意识状态,呼吸频率、节律、幅度的改变,以早期发现脑疝的临床表现。观察惊厥发作先兆,如烦躁不安、口角抽动、两眼凝视、肌张力增高等。

（7）生活护理方面要做好眼、鼻、口腔的清洁护理,每天用漱口液清洁口腔两次,口唇涂以石蜡油以防干裂。注意患者安全,防止坠床,必要时用床栏。

五、空调病

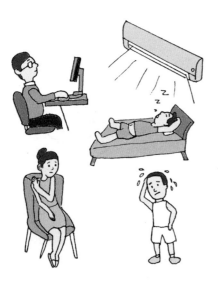

1. 症状表现

一般来说,易患空调病的主要是老人、儿童和妇女。老人、儿童是由于身体抵抗力低下,而妇女是由于衣着单薄。空调病的主要症状因各人的适应能力不同而有差异。一般表现为呼吸道疾病,畏冷不适、疲乏无力、四肢肌肉关节酸痛、头痛、头晕、恶心、腰痛,严重的还可引起口眼歪斜。过敏体质者可出现过敏反应,年轻女性还可表现为月经失调。

2. 疾病原因

（1）空气干燥，长期在这种干燥的空气里，首先是患者的眼睛干涩、嘴唇干，这不难理解；其次就是我们的皮肤由于穿衣较少，大部分裸露在这种干燥的空气里，即使不出汗，也会散失大量的水分；再就是患者呼吸时，吸入的是干燥的空气，呼出的几乎是饱和的湿气，这样，散失的水分会更多，这种情况时间一长，患者的鼻黏膜、气管黏膜就会变干，严重时会发生干裂，感冒等病毒就会乘虚而入，直接到血液，这样引发感冒、咳漱是在所难免的。

（2）过冷的刺激，使人体皮肤温度出现差别，即四肢的温度低于躯干的温度，手足降温，人体调节温度的能力对此无能为力。

（3）在空调间里，负离子几乎等于零。空气负离子是带负电荷的空气分子，可使人精神振奋，提高人体功能，被人们称之为空气"维生素"，若缺乏负离子可使人感到空气"不新鲜"，感到胸闷、心慌、头晕、无力、工作效率和健康状况明显下降。

（4）从温度较高的室外或其他房屋进入有空调设备的室内，温差较大且温度骤变，人体神经系统难以适应，就会出现空调病的症状。

3. 预防与护理

（1）使用空调时必须注意通风，每天应定时打开窗户，关闭空调，增气换气，使室内保持一定的新鲜空气，且最好每两周清扫空调机一次。

（2）从空调环境中外出，应当先在阴凉的地方活动片刻，等身体适应后再到太阳光下活动；若长期在空调室内者，应该到户外活动，多喝开水，加速体内新陈代谢。

（3）空调室温和室外自然温度不宜过大，以不超过5℃为宜，夜间睡眠最好不要用空调，入睡时关闭空调更为安全，睡前在户外活动一下,有利于促进血液循环,预防空调病。

(4)在空调环境下工作、学习,不要让通风口的冷风直接吹在身上,大汗淋漓时最好不要直接吹冷风,这样降温太快,很容易生病。

(5)严禁在室内抽烟。

(6)应经常保持皮肤的清洁卫生,这是由于经常出入空调环境、冷热突变,皮肤附着的细菌容易在汗腺或皮脂腺内阻塞,引起感染化脓,故应常常洗澡,以保持皮肤清洁。

(7)使用消毒剂杀灭与防止微生物的生长。

(8)增置除湿剂,防止细菌滋生。

(9)不要在静止的车内开放空调,以防汽车发动机排出的一氧化碳回流车内而发生意外,即一氧化碳中毒。

(10)工作场所注意衣着,应达到空调环境中的保暖要求。

空调病的预防主要是上述十条,若出现感冒发热、肺部发炎、口眼歪斜时,就要及时请医师诊断治疗。

六、热感冒

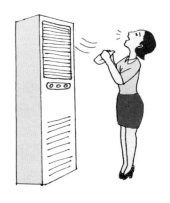

夏天所患的感冒,人们常称为"热伤风"。

1.症状表现

"热伤风"症状较轻的,仅有鼻部症状,如鼻塞、流清涕、打喷嚏、轻度咳嗽。3~4天内就可痊愈。如果涉及咽部,多有发热、咽痛、扁桃体肿痛。

2.疾病病因

热伤风是因为受到穿堂风、空调、电扇的影响,温度骤降,导致机体抵抗力下降,疾病趁虚而入引起的。小儿体温调节能力较差,更易受到热伤风的侵袭。

3. 预防与护理

热伤风的症状可能是某些疾病的早期表现,也可能引起严重的并发症。因此应及时就医,及早治疗并观察病情变化。热伤风大多是病毒引起,早期不应滥用抗生素,可在医师指导下使用中药

（1）注意饮食。多吃蔬菜、水果及清淡的肉类、鱼类,增加维生素和优质蛋白质的摄入。

（2）温度调节。室内外温差应该控制在7℃以内,不要从热的环境突然进入凉的地方,赶上天气骤变要及时增减衣物。大汗后不能马上用冷水洗头、洗澡,要用温水。

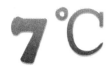

（3）补充水分。多补充水分,多喝白开水,也可喝些绿豆汤、酸梅汤或吃西瓜,但应少吃或不吃冷饮。

（4）充足睡眠。保证足够的睡眠,可增强机体免疫力,睡觉时要盖好毛巾被,给孩子穿个小背心,以防踢被着凉。

七、中暑

1. 症状表现

若患者仅有出汗增多、口干渴、全身疲乏无力、头晕、心悸、胸闷、恶心,而体温、意识、血压尚无异常变化,医学上称为先兆中暑;若伴有体温上升,血压略降,头晕的则属轻型中暑;若体温高于40℃,有神志不清,或热痉挛、热衰竭的表现,则属重型中暑。

2. 疾病原因

中暑俗称"发痧"或"痧症"。外界气温过高、空气湿度大;或

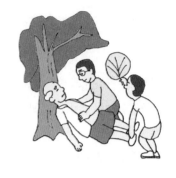

在高温、高湿下劳动，未注意防暑措施；或出汗过多，体内水和盐大量排出，得不到及时补充，可引起中暑。此外，夏季劳累过度、饮食不当、贪凉等可使人体耐热能力下降而诱发中暑。据研究，平均气温高于30℃，相对湿度大于72%，持续3天以上，就可能出现中暑。特别是老年人、糖尿病和感染性疾病患者，以及服用抗组胺药、抗胆碱药、安眠药者，更易发生中暑。

3. 预防与护理

（1）预防中暑措施：

1）妥善安排学习、工作、劳动的时间，有条件的应避开暑热最高的时间劳作。

2）工作环境及居室应有防暑降温措施，保持适宜的湿度和温度；但室内温度与室外温度不宜相差太大，否则也容易中暑。

3）在饮食方面，多吃开胃消暑的食物，如绿豆、菠萝、苦瓜、西瓜等，并注意蛋白质的摄入。多食清凉防暑饮料，如酸梅汤、盐开水等，不宜吃厚味油腻的食物。

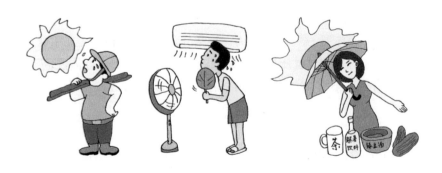

4）随时准备一些人丹、十滴水等预防中暑的药物，稍有中暑现象则立即服用。

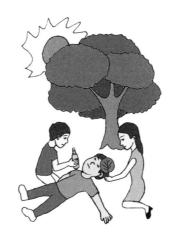

5）保证睡眠。每天洗澡，保持汗腺排泄通畅。衣服要宽大通风。

（2）中暑急救措施：

1）当出现中暑先兆症状或轻度中暑时，应立即离开高温作业环境，到阴凉安静地方休息，及时补充清凉含盐饮料。

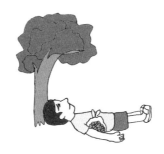

2）应将昏倒的患者迅速抬到环境凉爽的地方，解开衣扣和裤带，有条件者，一方面可在患者头部、两腋下和大腿内侧等处放置水袋，用冷水、冰水擦身。同时，还可以用风扇向患者吹风。另一方面可以采用民间的刮痧疗法，也有较好的效果。上述治疗过程中，必须用力按摩患者四肢，以防止周围血循环停滞。

3）患者清醒后，可以适当给患者喝些凉开水，最好是服用十滴水或人丹等防暑药品。

4）对重度中暑者，应在做上述降温措施的同时，将患者迅速送往医院进行抢救

八、产褥热

1. 症状表现

（1）产褥热，又称产热感染，是威胁产褥期女性的严重病症。夏季是产褥感染的易发季节。

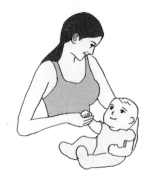

（2）产褥感染开始时，常常先在创伤部位发生炎症，如外阴或阴道裂伤感染，可出现红肿和热痛的局部炎性反应，很少有全身性反应。

（3）感染发生在子宫的后果如下：

如果感染发生在子宫，则可能引起子宫内膜炎或子宫肌炎

| 细菌毒性大，可出现寒战、高热、体温高达40℃ | 炎症进一步蔓延到子宫旁组织，则可形成脓肿，可有发热腹 | 病菌侵入血液，可发生菌血症或败血症，而且出现全身中毒症 |

（4）发生产褥感染后，如果治疗不彻底，急性感染可以变成慢性，盆腔内可遗留慢性炎症，如器官粘连或输卵管阻塞等。

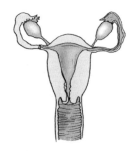

2. 疾病原因

（1）子宫炎症。造成产褥热的原因，多数是因为子宫内膜发炎所引起，通常是生产时破水太久或经由内诊而造成感染。

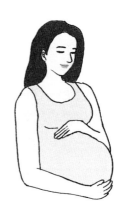

（2）生产伤口。感染时，会阴切口会红、肿、痛，有脓性分泌物流出，阴道感染时阴道黏膜充血、溃疡，严重者可形成尿瘘；子宫颈感染时，局部红肿，可直接扩散至子宫旁。伤口炎症可以在会阴部涂抹药膏；若恢复较慢，或伤口较大发生四度裂伤，裂到直肠部分，可采用坐浴方式，以促进血液循环及伤口恢复。

（3）泌尿系统感染。泌尿系统感染也是产褥热的原因之一，主要是阴道细菌（80%~90%为大肠杆菌）经过尿道进入泌尿系统而致。喝水少、憋尿也容易引发尿路感染。

（4）产褥期女性受旧风俗影响，个人卫生水平不到位，也是导致产褥感染的又一重要原因。

3. 致病细菌的来源

（1）接生人员的双手或接生器械消毒不严。

（2）妊娠末期阴道有炎症。

（3）产程过长，肛门或阴道检查次数过多。

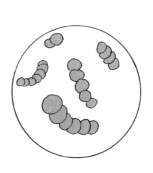

（4）产妇的衣服被褥不清洁，或用未消毒的纸或布作会阴垫。链球菌为产褥热的主要病菌。

4. 预防与护理

由于产褥感染严重影响产妇健康,甚至危及生命,因此必须作好预防工作,尤其在夏季。预防护理工作应从妊娠开始。

(1)产前做好检查,早期发现感染性疾病并早做治疗,及时补充营养,防治贫血。及早发现妊娠中毒症和其他并发症。预防和治疗阴道滴血病和霉菌性阴道炎。

(2)在怀孕的最后一个月禁止性交和洗盆浴,应以淋浴为主。

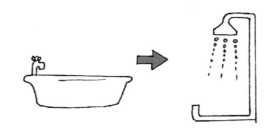

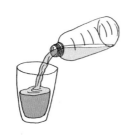

(3)临产时,应尽量进食和饮水,抓紧时间休息,避免过度劳累,以免身体抵抗力降低。如果胎膜早破过久,或产程过长,或因胎盘胎膜残留行刮宫手术,应该用抗生素预防感染。

(4)接生人员要经过严格训练,接生时注意无菌操作,避免把病菌带入产妇体内。

(5)产后要注意卫生,保持外阴清洁,尽量早期起床,以使恶露尽早排出。同时,产后要加强营养,饮食总量应逐渐增加,并且以提供足够热量、富含必要营养素(蛋白质、矿物质和维生素)以及清淡、易消化为原则,以增强身体的抗病

力,这也是预防产褥热的重要措施。

（6）做好卫生宣教。破除旧风俗习惯,居室保持通风,夏季避免室温过高,可将空调温度调节在28℃左右,产妇衣着应宽大透气,有利于散热,以舒适为度。

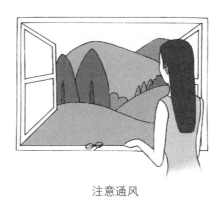

注意通风

（丁飚　六院）

九、血黏度增高

1. 疾病介绍

血液黏稠度在临床上简称为血黏度。当人的血黏度增高时,血液流动缓慢,肌体组织获得的氧气和营养物质相对减少,当血黏度增高到一定程度时,血液会出现凝集块,造成血管栓塞,从而引起缺血性心脑血管疾病。

生理学家经过多年的研究和测试,得出这样一个结论:夏季是人体血黏度最高的时候。因此,夏季老年人宜防血黏度增高。

2. 预防与护理

老年人预防血黏度增高,最简单有效的方法是:在注意调理饮

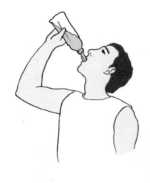

食的同时，早、中、晚多饮淡茶水或凉开水。对身体健康的老年人来说，在夏季的日常生活中，单纯饮水就能预防血黏度增高。对于心脑血管病患者来说，除了饮水之外，还须在医师的指导下，选择适合自己病情的药物，坚持在夏季服用，以预防缺血性心脑血管疾病的发生。让皮肤始终处在温暖舒适的状态中。

十、缺钾性软瘫

1. 症状表现

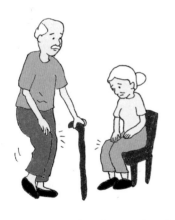

现代医学研究认为，低血钾症在临床上最突出的表现是：四肢酸软无力，出现程度不同的神经肌肉系统的松弛软瘫，尤以下肢最为明显，肌张力减弱，腱反射减退。病情严重时，还会伴有心血管系统的功能障碍，如胸闷、心悸、腹胀、恶心等，甚至可出现呼吸肌麻痹，呼吸困难以及严重心律失常。专家们指出，夏季一旦发现低血钾症，应立即送到医院，及时地进行补钾治疗。病情严重者，可在心电监护下从静脉补钾，3~5天可使软瘫状态下的肌肉恢复正常。

2. 疾病原因

夏季气候炎热，人体大量出汗，大量的钾离子随汗液排泄而丢失。同时，人体在炎热的环境中，新陈代谢加快，血浆中的钾离子容易转入到细胞内，从而发生低钾血症。因此，专家们提醒，夏季宜防缺钾性软瘫。

3.预防与护理

在炎热的夏季,缺钾性软瘫应当以预防为主。一方面宜多吃些含钾丰富的食物,如瘦猪肉、动物内脏、鸡、鱼、虾、鳝鱼、花生、豆类、红枣以及新鲜蔬菜(油菜、菠菜、水芹、马铃薯、花菜和蘑菇)、海带、香蕉、苹果等。另一方面夏天活动后出汗较多时,不要马上喝大量白开水或糖水,适当地喝些果汁或糖盐水,防止水分过快吸收,使血钾降低。

十一、肩病

1.疾病介绍

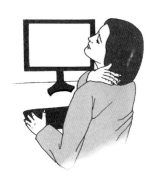

每当酷热难当的夏天,有的老人为图一时的凉快,喜欢赤膊光背,甚至经常临风而卧,久而久之,便会出现肩部发木、表皮发麻的症状。中医学认为,这是暑热、风寒侵袭的结果。因此,夏季老年人宜注意护肩,防止肩病的发生。专家们指出,夏季护肩是一个值得长期注意的问题,必须持之以恒,仅因为有一次受凉,便可罹患肩周炎。

2.预防与护理

(1)不管天气多热,只能用湿毛巾把汗擦干,而不可将其长时间披在肩头。

(2)不可图凉快,临风而卧,长时间让肩头暴露在风口。

(3)在睡觉时坚持做到用浴巾或毛巾被把肩头盖好。

（4）最好穿带护肩的汗衫之类的上衣。

做到以上几点，就可避免寒凉对肩部的侵害，防止肩病的发生。

十二、夏季情感障碍

1. 疾病介绍

在炎热的夏天，大约有16%的人会出现情绪、心理和行为异常，医学上称为"夏季情感障碍"。当环境气温超过30℃、日照时间超过12小时，"情感障碍"发生率会明显增多，尤其是老年人。老年人夏季情感障碍主要是气温高、出汗多、睡眠不足和饮食不当所致。盛夏酷暑，老年人夜间睡眠缩短、食欲差、进食少，加上出汗多，体内的钙、镁、磷、钾、钠、锌、铁等电解质代谢发生紊乱，影响了大脑神经系统的功能活动，进而产生情绪、心境和行为等异常。

2. 症状表现

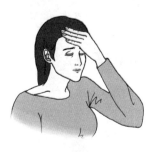
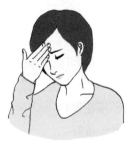

老年人夏季情感障碍症主要有三种症状：

（1）情绪烦躁、思维紊乱、易激动、好发脾气，常因一些小事与人计较争吵。患者自觉内心燥热、头脑不清，不能静心思考问题，健忘。

（2）心境低落，缺乏兴趣，对周围的人和事物漠不关心，缺乏热情。心境在清晨较好，一到下午和晚上就变坏。

（3）行为古怪，患者常固执地重复一些行为动作。如反复洗脸、洗手、洗澡，甚至也要他人这样干，否则就大发脾气、不吃饭、不睡觉。

3. 预防与护理

对于老年人夏季情感障碍应针对症状,做好"心理降温"。老年人要懂得优化情绪,通过适当的自我调节来保持平和、快乐的心态对预防夏季情感障碍非常重要。同时,家人应该给予充分地理解。当老人出现情绪、行为异常时,应意识到是否发生情感障碍,并给予疏导和宽容。除此之外,年人要尽可能增加睡眠时间,坚持适当午睡。当环境气温达到或超过33℃时,老年人要减少体育活动,以免造成体力消耗过多。不要轻易减少饮食量,饮食以清淡为主。可适当喝点凉茶、冷饮,少喝酒,特别是烈酒,少吃刺激性食物,多饮水,多吃新鲜蔬菜、瓜果和苦味食品。在出汗多时,要适当补充盐分,以菜汤为佳。室内可应用冷色系的装饰,多听宁静的音乐,多看轻松的节目,少去嘈杂、人群密集的地方。

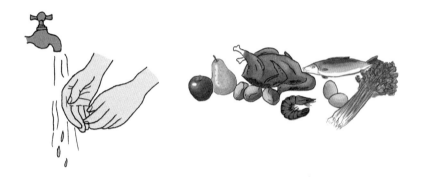

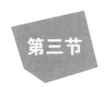

第三节　夏季皮肤病的预防与护理

一、日光性皮炎

1. 疾病介绍

日照性皮炎，又称日晒伤或晒斑，是一种光敏类皮肤病，为正常皮肤经暴晒后产生的一种急性炎症反应。夏季阳光中紫外线的含量骤增，人体对紫外线的敏感性也随之增高。在紫外线的作用下，表皮细胞受到破坏，蛋白质发生变性、分解，毛细血管扩张充血，从而导致皮炎的发生。本病多见于春末夏初，好发于儿童、妇女、滑雪者及水面工作者，其反应的强度与光线强弱、照射时间、个体肤色、体质、种族等因素有关。

2. 疾病原因

主要原因是长期处于暴晒状态，或服用了一些见光后会引起过敏反应的药物，例如：抗生素中的四环素、多西环素，磺胺类的磺胺嘧啶，喹诺酮类的诺氟沙星、氧氟沙星、环丙沙星、司帕沙星等；抗真菌类药如灰黄霉素；口服降糖药D-860；镇静药中的异丙嗪、氯丙嗪；利尿药如呋塞米（速尿）、氢氯噻嗪、氨苯蝶啶等；非类固醇类消炎药如吡罗昔康和萘普生等。

3. 症状表现

在面、颈部和手背等暴露部位，尤以额部、面颊等处出现皮肤红斑，上有粟粒大小的丘疹和轻度脱屑，日晒后加重，甚至出现肿胀、水疱，常常感到痛痒难忍，夜间症状加重，抓破后会引起感染。轻者2~3天内痊愈，严重者一周左右才能恢复。个别患者可伴发眼结膜充血、眼睑水肿。日晒面积广者，可引起全身症状，如发热、畏寒、头痛、乏力、恶心和全身不适等。

4. 预防与护理

其实晒伤是100%可预防的，预防措施远比治疗更为重要。经常参加室外活动，使皮色逐渐加深，以不断增强皮肤对光线的耐受性，是预防晒伤发生的关键。

首先，要尽量避免日光暴晒。特别是已经患有这种皮炎病的患者，要涂SPF15以上的防晒霜，有严重光敏者需用SPF30以上的防晒霜，保护皮肤免受日光强烈刺激。第二，每天上午10时至下午2时阳光中紫外线最多，这段时间要尽量减少外出。如果必须到室外活动，应穿着宽松的长袖衣裤，并戴太阳帽、打遮阳伞做好防护。第三，对光敏感的人，摄入光敏感物质后，如某种食物和药物，或者被阳光较长时间照射，在皮肤的暴露部位也会有日光性皮炎的症状，因此要避开这些刺激性因素。一旦出现日光性皮炎症状，不可立即用热水洗浴，以免加重皮炎症状，更不要用手搔抓，因为一旦抓破，很容易出现感染。可在医师的指导下，使用止痒、止痛的软膏涂抹患处。此外，红斑狼疮、雀斑等虽不属光感性皮肤病，但阳光照射也能使病情加重。

二、螨虫性皮炎

1. 症状表现

螨虫性皮炎多发于人体颈、胸腹、背及四肢皮肤，多是水肿性鲜红色斑疹，往往奇痒难忍。

2. 疾病原因

不少人夏天染上螨虫性皮炎，多是因为家中刚铺上的凉席没有进行除螨杀菌。

3. 预防与护理

要避免患上螨虫性皮炎，首先要寻找病因，找出螨虫的根源，并予以消灭，不然即使大量用药也不能根治。对于新买的或搁置已久的凉席一定要除螨杀菌后再使用。一般来说，用开水烫洗或者喷洒杀虫剂，然后放置在太阳下暴晒即可。螨虫怕光照、怕高温、怕干燥，因此夏天要经常打扫卫生，清除居室杂物，保持居室通风、干燥，同时要加强个人防护，勤洗澡勤更衣，多晒一晒被褥衣物。此外，家中养宠物的人也要注意，猫狗身上容易寄生螨虫，要经常给宠物除螨杀菌，从而避免家人尤其是孩子患上螨虫性皮炎。

三、接触性皮炎

1. 疾病介绍

接触性皮炎是皮肤或黏膜接触外源性物质后，在接触部位甚至以外的部位发生的炎症性反应。它是一种迟发性变态反应，发病有一定潜伏期，首次接触往往几天后才出现症状。

2. 症状表现

在接触部位发生境界清楚的水肿性红斑、丘疹、大小不等的水疱。接触物若是气体、粉尘，病变多发生于身体暴露部位，如手背、面部、颈部等。有时由于搔抓将接触物带至全身其他部位，如外阴、腰部等，也可发生类似的皮炎。

3. 预防与护理

爱出汗的人，睡前最好在凉席上垫一层吸汗的棉布。除了螨虫叮咬外，有一些人对草、芦类凉席也有过敏反应，皮肤上会出现豆粒大小的淡红色疙瘩，奇痒难忍，因此，有过敏反应的人宜睡竹制或藤制凉席。

四、多形性日光疹

1. 症状表现

日晒后几小时或3~4天后，暴露部位如面部、颈部、前胸V形区及上肢出现红斑、丘疹，甚则水疱、风团，并伴有烧灼及瘙痒。

2. 疾病原因

多形性日光疹是夏天里最常见的皮肤病，常反复发作，甚至持续整个夏天。

3. 预防与护理

（1）预防：避免长时间户外活动，尤其是早上10点到下午3点之间；禁止服用光敏类蔬菜，如灰菜、苋菜、荠菜，因为这些食物都可能引起光敏性皮炎；户外活动后先用冷水敷洗暴露部位以助治疗。

（2）护理：轻者只出现红斑、刺痒，可外用炉甘石洗剂或清凉油，重者如出现皮肤潮红，呈现高度水肿，甚至高热、烦躁、胸闷等，应迅速到医院就诊。还可使用清热解毒，凉血除湿之法。也可服用西药脱敏、复合维生素B、氯喹等避光药物，外涂止痒剂。

五、日光角化病

1. 症状表现

现代医学研究认为，日光角化病对皮肤的损害，开始为淡红色扁平小丘疹,表面有鳞屑及结痂,天长日久,可有色素沉着,表面干燥,角化显著,通常分布于面、耳、手背及前臂等经常受日晒的部位。临床研究显示,有一些日光角化病例可变成鳞状细胞癌。

2. 疾病原因

日光角化病,俗称老年角化病,是长期在夏季日光暴晒损伤皮肤引起的癌前期损害,易发生于中老年皮肤白皙者。

3. 预防与护理

防治日光角化病的方法:

(1)减少日照,尤其是夏季上午10点至下午3点这段时间内,避免日晒尤为重要。

(2)擦一些防晒膏,对皮肤有较好的保护作用,应慎重选用有效、稳定、作用持久、不易被汗水冲洗、无毒、无刺激的防晒膏。

(3)外用维甲酸类药物,对于此病及皮肤老化均有很好的作用。

(4)冷冻、激光、磨削术等皮肤外科治疗手段,可较好地去除此病。

六、痱子

1. 症状表现

患处火辣发痒,抓破皮肤可感染化脓而成疖子、黄水疮等其他皮肤病。多出现在出汗较多的部位,比如脑门、脖子、前胸和后背处,针尖大小,颜色发红,按压后可褪色,瘙痒的感觉不是很明显。

2. 疾病原因

炎夏,由于出汗过多不能及时蒸发,皮肤被汗液持续浸渍,或因皮肤不洁,污垢堵塞汗腺毛孔,汗液排泄不畅,导致生痱子。

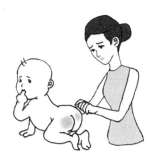

3. 预防与护理

（1）选择透气性好的纯棉衣服，保持皮肤的清洁、干燥。每天洗1~2次澡，降低体温，洗去汗液，但洗澡过频也会伤害皮肤。生痱子后，不可用热水烫洗及肥皂擦，以防发生皮炎。也不可用手抓。

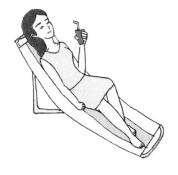

（2）适当地进行日光浴锻炼，增强皮肤的抵抗力。日光浴锻炼要掌握好时间，可在8点左右进行，照射5~10分钟。即可增强皮肤的防御能力。

（3）室内要通风，保持空气清新，注意降温，减少出汗。空调保持在26℃左右，电扇也可以降温，但注意不要让风直吹；

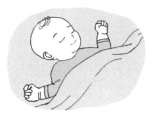

（4）婴幼儿睡觉时，妈妈尽量帮宝宝把四肢摊开，勤给宝宝翻身，以防局部汗液聚集。

七、凉席过敏症

1. 症状表现

有的人在凉席上睡过之后，身上起了许多扁豆大小的淡红色疙瘩,奇痒难忍。这就是"凉席过敏症",医学上称为"丘疹型荨麻疹"。因此,夏季宜防凉席过敏症。

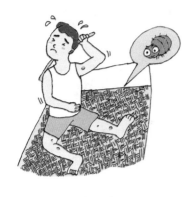

夏季是高温多雨季节,在凉席缝中很容易繁殖一种肉眼难以发现的昆虫——螨。螨的幼虫在咬人时,会释放出一定量的毒素。这种毒素能导致人体过敏。据临床研究发现,这种情况大多在有过敏体质的人身上发生。

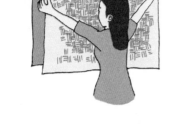

3.预防与护理

一般情况下,过敏体质者最好选用竹、藤制作的凉席;使用普通草凉席者,一旦发生过敏,应立即换上竹、藤席。

另外,夏天要经常开窗通风,保持室内空气新鲜、干燥;凉席要经常洗刷、晾晒。只要换凉席,晾晒床铺,就可有效预防这类皮疹。

如果已经发生凉席过敏症,可服抗过敏药,3天内便可以恢复正常。若一周后皮疹仍不消退,应该去医院皮肤科就诊。

八、股癣

1.症状表现

股癣初起先在大腿内侧靠阴部处出现一个或数个小红斑,以后红斑扩大呈环状,边界清楚,皮损逐步扩大,可发展至外阴和肛门周围,瘙痒明显。患有手癣、足癣、甲癣者,最容易通过手引起自身传播。夏季,在家庭成员中如果有人患股癣,也可通过手、浴盆、浴巾、衣物等互相传播。

2. 疾病原因

股癣是由于皮肤癣菌的感染引起的,夏季发病率较高。现代医学研究认为,此病的发生主要是因为夏天气温高,湿度大,适宜于癣菌的滋生和繁殖。因此,夏季宜防股癣。

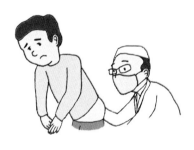

3. 预防与护理

(1)选用温和的复方雷琐辛搽剂效果较好。克霉唑霜、咪康唑霜、硝酸咪康唑霜,每日2次外用,一般2~3周可达到理想效果。另外,久治不愈者,可口服广谱抗真菌药伊曲康唑,对所有皮肤真菌感染均有效,每天200毫克,饭后即服,连服1~2周

(2)患者要同时治疗自身的足癣、手癣和甲癣

(3)要勤洗澡和勤换内裤,选用透气、吸湿性能好的棉织品内裤为好

(4)患者的内衣、内裤、被单、袜子要单独洗,或用开水烫洗,不要与家庭成员的衣物混洗,避免交叉感染。

九、脓疱疮

1. 症状表现

脓疱疮多发于脸上、四肢等暴露部位,开始为粟粒至黄豆般大

小的丘疹或水疱，之后迅速变为脓包，包壁薄，很容易破溃，不过只要科学地治疗，一般一周左右即可痊愈。

2. 疾病介绍

脓疱疮俗称黄水疮，多发生在气温高、湿度大的夏秋季节，是炎炎夏日里最容易得的皮肤病，可通过接触相互传染。它是由金黄葡萄球菌或溶血性链球菌引起的一种急性化脓性皮肤病，可分为大疱型脓疱疮和脓痂性脓疱疮。

3. 预防与护理

保持好个人卫生，勤洗温水澡、勤洗手、经常修剪指甲；尽量穿吸汗、透气的棉质衣物，积极防痱治痱；保护皮肤完整，即使皮肤有极细小的破损，也应及时处理以防感染；如有湿疹、虫咬皮炎等瘙痒性皮肤病，切忌搔抓；多吃新鲜果蔬，补充维生素；室内要经常通风换气。

最后需要强调的是，对于预防和治疗夏季皮肤病，养成良好的生活习惯尤为重要。夏季应以清淡饮食为主，少吃肥甘味厚辛辣的食物，也尽量避免摄入光感性蔬菜和相关药物。应注意保持皮肤清洁和干爽，增强体质，保证睡眠时间，避免熬夜。外出时，做好紫外线防护措施，并减少暴晒时间，特殊作业的人应做好相关防暑措施。此外，皮肤病患一旦发病，尽量避免洗烫、搔抓等外界不良刺激，应立即入院接受专业治疗。

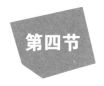

第四节　夏季五官疾病的预防与护理

一、鼻面部疖肿

1. 疾病介绍

夏季气候炎热，人体出汗多，稍不注意鼻面部的清洁卫生，就易发生鼻面部疖肿。因此，专家们提醒，夏季宜防鼻面部疖肿。

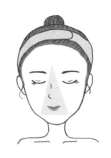

在人的面部，有一个三角形区域（自两侧口角至鼻根部）称为面部危险三角区，该区及其周围静脉血管相当丰富，但缺乏防止血液倒流作用的瓣膜。如果对鼻面部疖肿未进行及时有效的治疗，或进行了挤捏，病菌就会很快由面静脉进入内眦静脉，经眼上静脉向上直达颅内海绵窦，引起海绵窦血栓，或引起其他颅内外并发症，对生命构成威胁。

2. 预防与护理

夏季生鼻面部疖肿，一定要抓紧治疗。疖肿初起时局部红肿，可肌内注射青霉素，每天2次（注射前须作皮试）。局部红肿隆起有脓头时，可在无菌操作下切开排脓引流。有并发症者需要住院治疗。

在夏季日常生活中，勤洗澡、勤洗脸，保持鼻面部清洁，戒除挖鼻孔、拔鼻毛或拔胡子等不良习惯，是预防鼻面部疖肿的有效方法。

二、急性细菌性结膜炎

1. 症状表现

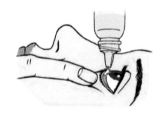

急性细菌性结膜炎，俗称"红眼病"，这种眼病起病很急，两只眼睛会同时或者相隔1~2天发病，一般发病3~4天症状最严重，之后会逐渐减轻，患病的眼睛发红，有热辣感、怕光、流泪，还会有很多"眼屎"出现，特别是早上起床时会感觉上下眼睫毛被"眼屎"粘住。视力一般不受影响。

2. 疾病原因

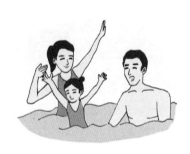

"红眼病"是通过接触传染的，比如接触"红眼病"患者碰过的脸盆、毛巾、水龙头、门把手、游泳池的水、公用玩具等，就会容易受到传染。

夏秋季节，暑热难耐，无论大人小孩，玩水的机会增多，交叉感染的机会也就增多了。

学校、工厂等集体生活的场所，如果没有注意个人卫生和相应的卫生消毒工作，也造成了"红眼病"的流行。

3. 预防与护理

（1）注意个人卫生，特别是保持手的清洁，要勤洗手勤剪指甲，不要用手揉眼睛。脸盆、毛巾、手帕等要专人专用，洗脸最好用流动水。

（2）要做好隔离工作，特别是在学校、幼儿园、工厂等集体单位，

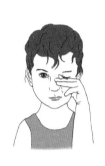
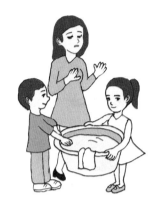

包括在家中,"红眼病"患者用过的洗漱用品都要严格消毒,一般可煮沸消毒。患者要单独隔离,不能进入公共浴池及游泳池,单位保健科及时向主管卫生防疫部门做好传染病报告。

(3)接触过"红眼病"患者后,一定要用流动水洗手,并使用有消毒作用的手消毒剂。

(4)在"红眼病"流行的时候,尽量减少去公共场所,如游泳池、公用浴池、影剧院、商场等。

(5)得了"红眼病"的患者,千万不要用手帕、或纱布覆盖眼睛,可以戴太阳眼镜遮挡光线,减少刺激,注意不要随意到公共场所,避免传染他人。

三、过敏性鼻炎

1. 症状表现

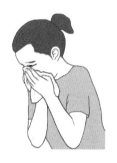

春夏季对于敏感体质的人来说真是个难熬的季节,一些对温度、尘螨、飞絮等过敏的人会出现阵发性或连续发作的喷嚏、大量清水样鼻涕、鼻塞和鼻痒的鼻部过敏症状,严重的人还会感觉鼻外、喉咙、眼睛、耳朵和脖颈的瘙痒。

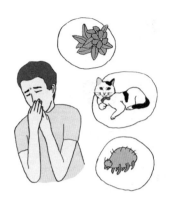

2. 疾病原因

夏季气温高，湿度大，真菌、尘螨、小昆虫容易滋生，加上如果室内外温差湿度大、浮尘多，家里有种植植物或者宠物，产生的飞絮、羽毛、宠物皮屑等，都会成为引起鼻炎的过敏原。人在接触吸入这些过敏原之后，过敏症状随之出现。

3. 预防与护理

过敏性鼻炎最根本的保健措施就是要了解引起自己过敏的东西是什么，并且尽量避免接触它。

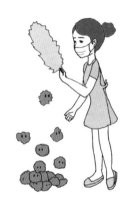

（1）注意鼻腔清洁，可以用温热生理盐水清洗鼻腔。

（2）外出活动或是环境中有飞絮、浮尘较多，如大扫除、拍打床褥、整理橱柜时，要带口罩或防护面罩。

（3）经常清理室内或阳台上的花草，以及潮湿的地下室、通风口和浴室，减少飞絮、真菌和蚊虫的滋生。

（4）经常用吸尘器或湿抹布打扫房间，保持室内清洁无尘，特别是地毯和毛绒玩具等要定时吸尘，避免尘螨滋生。

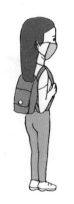

（5）过敏性鼻炎的人要少吃禽蛋、乳制品、牡蛎、刺激性的食物如辣椒、芥末等食物；多吃含维生素C和维生素A的食物，如菠菜、胡萝卜、山药、莲子、薏苡

仁、红枣等。

四、龋病

1. 症状表现

龋病（即龋齿）就是我们通俗讲的
蛀牙。早期的龋病可能没有任何症状，
仅仅表现为牙齿表面颜色的改变或者
形成一个黑点，但随着时间的推移，早
期的黑点逐渐扩大甚至在进行酸甜饮
食或者冷热刺激后会出现酸痛的感
觉。龋病进展的晚期就会开始破坏我
们的牙齿结构，形成较大的龋洞，在进

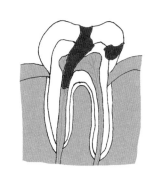

食后会出现更剧烈的疼痛，对温度的刺激也表现出更强烈的反应。

2. 疾病原因

形成龋病的原因目前可归为 4
点：细菌、食物、宿主和时间。细菌
是指人们口腔内导致龋病形成的有
害菌，但同时我们口内也有许多有
益菌与有害菌在进行抗衡。这里的
食物通常是指含糖量较高的食物，
例如蛋糕、可乐等食物，因此通常

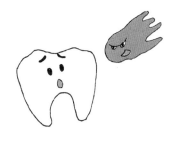

喜爱进食甜食但又不注意口腔卫生的人会更容易得龋病。宿
主因素则是指我们每个人对龋病的易感程度，这又与我们的
唾液和牙齿结构的发育等有密切的关联。最后以上三个因素
随着时间的累积最终导致了龋病的形成。

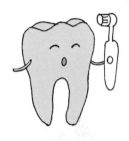

（1）自我预防。养成良好的口腔卫生习惯，做到早晚至少刷两次牙，每次不少于3分钟；使用牙线，尽量避免有食物残留于牙齿及口腔内；均衡饮食不偏食，富含纤维素的进食有助于牙齿的清洁，长期高糖量的饮食则容易导致龋病的形成。

（2）医院保健。每6个月或1年进行口腔常规检查，有利于早期龋病的发现和治疗，对于中晚期的龋病则可以进行最大程度的保留，避免牙齿功能上的缺失。龋病的治疗主要为充填和根管治疗，在除尽病变牙体组织之后恢复牙体原有的结构和形态。

五、牙龈炎

1. 症状表现

牙龈炎的主要表现为牙龈出血、口臭、牙龈红肿等。牙龈出血通常为主要症状，可发生在刷牙或咬硬物时。较为严重的牙龈炎可表现为轻咬出血甚至自发性出血。牙龈红肿是牙龈炎的另一主要症状，可表现为全口牙龈或者局部牙龈的红肿充血，并有肿痛感。牙龈炎通常表现为慢性炎症，若不经治疗无法自愈。不及时治疗，牙龈炎可逐渐发展为牙周炎，最终导致全口牙齿松动及丧失。

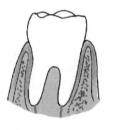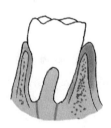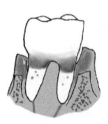

2. 疾病原因

引起牙龈炎的主要病因是菌斑、牙结石和一些局部刺激因素。菌斑与牙结石的形成密切相关,局部的食物残渣或者不良的充填修复体的刺激协同作用就会导致牙龈的炎症。此外青春期及妊娠期体内激素的改变会加重原有的牙龈炎症。

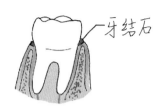

3. 预防与护理

(1)良好及正确的刷牙习惯。早晚至少刷两次牙,刷牙时将刷毛向牙面倾斜45°,以下牙为例由龈缘向上进行多次清洁,上牙反之。牙齿靠近舌侧容易形成牙结石因此更应注意清洁。牙刷建议1~3个月进行更换。

(2)学会使用牙线。正确及规律的使用牙线可清洁牙齿邻接处的菌斑及食物残渣,保证牙龈的健康。

(3)定期洁牙。建议每半年或一年进行口腔检查,若确诊患有慢性牙龈炎可进行龈上洁治和龈下刮治,同时可使用含有氯已定成分的漱口水缓解炎症。

(4)良好的生活习惯。戒烟戒酒,多进食富含维生素的水果、蔬菜。

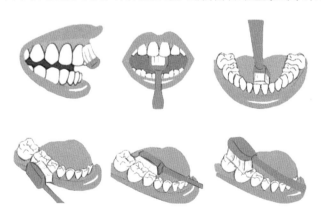

夏季慢性病的预防与护理

一、骨质疏松症

骨质疏松症（osteoporsis，OP）是一种常见的易在老年人中发生的代谢性疾病，其患病率和死亡率都很高。调查显示，我国约有2 500万老年人患有骨质疏松症。骨质疏松的显著特点是易发生病理性骨质，尤其以髋部病理性骨折及其并发症对老年人的危害最严重，其致死率高达20%，致残率高达50%。并且带来巨额的医疗支出，一个骨质疏松性髋部骨折的患者每年的直接经济负担是32 776元人民币，我国每年骨质疏松性髋部骨折的直接经济负担是1 080亿元人民币。骨质的丧失是一个缓慢进展的过程，患者起初并无明显不适，大多数人会忽略骨质疏松症的危害。当骨质总量丧失达30%以上时，方感疼痛。因此，骨质疏松症被称为"沉默的杀手"。

1. 疾病介绍

骨质疏松症是由于骨组织中的骨量减少造成的。如果在各种原因下，骨量迅速丢失，导致全身骨量减少，骨皮质变薄，骨小梁减少、变形、变细、排列紊乱，骨骼缺失，质地疏松脆弱，出现骨痛等症状，且易发生病例性骨折，即称骨质疏松症。

老年性骨质疏松症中女性多在绝经后20年以上发生，男性多在60岁以上发生。患病率女性多于男性，比例约2∶1。骨量丢失类型为小梁骨和皮质骨，骨折多在脊椎（多发楔行）和髋部（股骨颈、大粗隆）等部位发生。

2. 症状表现

（1）疼痛。原发性骨质疏松症最常见的症状，以腰背痛多见，占疼痛患者中的70%~80%。疼痛特点：在早期，保持某一姿势时间长时引起疼痛，但活动后可缓解，后期常出现持续性疼痛。

（2）身长缩短、驼背。多在疼痛后出现。脊椎椎体前部负重量大，尤其第11、12胸椎及第3腰椎，负荷量更大，容易压缩变形，使脊椎前倾，形成驼背，随着年龄增长，骨质疏松加重，驼背曲度加大，老年人骨质疏松时椎体压缩，每椎体缩短2毫米左右，身长平均缩短3~6厘米。

（3）骨折。骨折在骨质疏松症中不仅常见，有时甚至是骨质疏松症患者的首诊原因。骨质疏松症与骨折存在着显著的因果关系，而且老年人存在视力、平衡力、肌力不足和注力不集中等情况，日常生活中容易摔倒，是骨质疏松性骨折的主要外部因素。骨质疏松性骨折好发于骨的干骺端和胸、腰椎部位。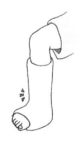

（4）下肢肌肉痉挛。俗称"腿抽筋"，常常是骨质疏松症较为早期的症状和体征，是由于血钙浓度降低，使神经、肌内应激性增加造成的。从发病率来看，女性多于男性。下肢肌肉痉挛可以在运动过程中发生，也可出现于休息甚至睡眠时。一般肌肉痉挛持续一段时间（1~3分钟）后可以自行缓解。肌肉强直性收缩引起的疼痛有时较为剧烈，多数可忍受。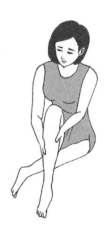

（5）呼吸系统病变。胸、腰椎压缩性骨折，脊椎后弯，胸廓畸形，可使肺活量和最大换气量显著减少，患者往往可出现胸闷、气短、呼吸困难等症状，严重者可发生宵夜型肺气肿。

（6）其他表现。部分患者因出现严重的脊柱畸形，可引发便秘、腹胀、上腹部不适等。另外，头发脱落、牙齿松动、指甲变软、变脆和易裂等也较为常见。

3. 疾病原因

引起骨质疏松的危险因素有以下几方面：

（1）种族差异。黑种人骨密度高，黄种人介于白种人和黑种人之间。

（2）性别差异。女性骨质疏松患者是男性骨质疏松患者的2倍，且骨质疏松发生时间早、程度重，骨折的发生率高。

（3）遗传因素。峰值骨量最显著的决定因素是遗传因素，影响可能占60%～80%。

（4）年龄因素。年龄对于骨代谢的影响可能包括骨吸收相对活跃，而成骨作用受到抑制，导致骨吸收大于骨形成。与此同时，随着年龄增长，肾1-羟化酶活性下降，活性$1,25-$二羟维生素D_3减少，肠道钙吸收下降，血钙减少，引起继发性甲状旁腺功能亢进，导致骨质丢失。

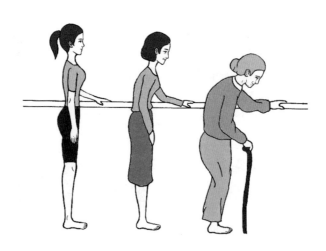

（5）营养水平。患者长期的饮食习惯和食物的构成配比尤其是食物中钙剂和维生素D的含量对骨质疏松的发生也起到了一定作用。钙剂和维生素D可以减少骨量流失，我国营养学会推荐老年人每日钙摄入量为 1 000 毫克（元素钙），维生素D为400~800 IU（10~20g）/d。

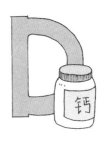

（6）不良生活习惯。体育锻炼少。体育活动相比于长期久坐的生活方式能够使髋部骨折的发生减少20%~40%；吸烟，烟草中的有害物质能引起骨吸收增加，减少人体对钙的吸收，引起低体重，影响骨胶原合成，从而促进骨质疏松的发生；饮酒，乙醇可刺激破骨细胞，增加其对骨质的破坏，直接抑制成骨细胞的增殖和活性，导致骨形成减少，造成维生素D代谢紊乱、性腺功能减退及肝损害，影响维生素D在肝内活化，从而增加骨质疏松的危险性。

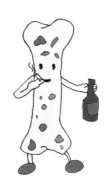

（7）内分泌激素的影响。甲状旁腺激素（PTH）骨骼的作用与剂量有关，大剂量PTH能抑制成骨细胞，促进破骨细胞生成而促进骨吸收。小剂量PTH可诱导成骨细胞形成，并作用于成骨细胞上的PTH受体，促进其增殖和成骨活动。此外，长期服用皮质激素会增加骨质疏松的危险。

4. 预防与护理

（1）合理膳食。不良的饮食行为会对骨代谢造成影响，如酗酒、喝浓茶、咖啡、吸烟、长期低钙饮食和服用糖皮质激素等，会影响钙磷代谢，降低血清骨钙素的含量，造成骨代谢低下。良好的膳食行为可减少骨质流失，降低骨质疏松的危险，如：不吸烟、不酗酒、少甜食、低盐低脂饮食、适量蛋白质、补充钙剂和维生素等，我国营养学会推荐老年人每日钙摄入量为1 000毫克(元素钙),维生素D为400~800 IU(10~20g)/ d。

(2)适量运动。适量规律的体力活动是预防骨质疏松最有效的方法之一,且具安全、经济。防止骨质疏松的运动应是全身性的,运动项目的选择应依个体的年龄、性别、健康状况、体能特点及运动史选定适当的方式、时间、强度等,益于骨骼的运动包括负重运动(如快步走、跳跃和登梯等)和抗阻力运动(包括一些增加肌肉强度的训练)。老年人宜选择逐渐加量的力量训练,如慢跑和健身舞等,体质差的老年人宜选择打太极拳和散步等。

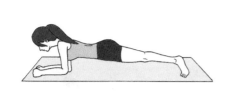 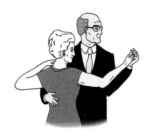

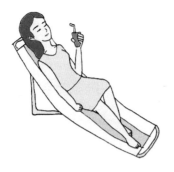

(3)阳光照射。充足的阳光照射对骨质疏松症的预防和治疗都有很大意义。阳光中的紫外线可以通过皮肤合成维生素D,调节体内钙代谢。研究证实,适当的日照可以加强体内维生素D的合成与活化,减少骨质疏松的风险。

(4)日常护理。骨质疏松症患者易发生病理性骨折,且骨折后愈合慢,并发症多,严重影响生活质量,增加家庭负担。意外摔倒是老年人发生骨折最主要的外部因素,因此家居生活中应尽量清除引发老年人跌倒的危险因素,如保持地面干燥、避免提重物、安装扶手等。

(5)健康教育。调查显示,世界各国因骨质疏松造成的老年性的骨折的发病率逐年上升,带来巨额的医疗支出,增加社会负担。通过健康教育,宣讲骨质疏松性及其并发症的危险因素,做到早预防、早诊断、早治疗,对防止出现不良后果非常重要。

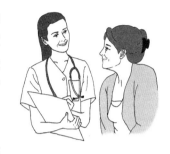

（6）定期检查。骨质疏松症状隐匿,被称为"沉默的杀手",大多数老年人容易忽略其危害。定期检查可以帮助骨质疏松症的早期诊断,从而采取针对性的措施,做到早期预防。

二、高血压病

1.症状表现

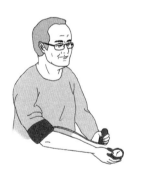

血压持续升高,加速血管硬化,从而造成身体的各个器官出现不同程度的病变,甚至死亡。留意高血压的症状,如头痛、头晕、手指麻木、乏力、失眠、心悸、颈背部肌肉酸痛僵直、耳鸣。

2.疾病原因

（1）年龄。发病率有随年龄增长而增高的趋势,40岁以上者发病率高。

（2）食盐。摄入食盐多者,高血压发病率高,有认为每天摄入食盐2克,几乎不发生高血压;3~4克/天,高血压发病率为3%;4~15克/天,发病率为33.15%。

（3）体重。肥胖是高血压的重要危险因素。血压与体重指数

（BMI）呈显著正相关。

（4）遗传。大约半数高血压患者有家族史。

（5）环境与职业。有噪声的工作环境，过度紧张的脑力劳动均易发生高血压，城市中的高压发病率高于农村。

3. 预防与护理

（1）健康饮食。限制钠盐的摄入，每天应低于6克；保证充足的钾钙摄入，多食绿色蔬菜、水果，豆类食物，蘑菇，木耳，虾皮等食物含钙量交高；减少脂肪摄入，补充适量蛋白质，如蛋类、鱼类；增加粗纤维食物的摄入，预防便秘。

（2）适量运动。根据年龄和高血压水平选择适宜的运动方式，对中老年人应

括有氧、伸展、增强肌力3类运动。运动频率：每周3~5次，每次30分钟；运动的种类：散步、游泳、慢跑、打太极拳等；运动过程：5分钟热身，20分钟运动，5分钟恢复整理；运动强度：安全最高心率为170-年龄。

（3）戒烟限酒。吸烟会使冠心病治疗后复发的危险度大大增加，治疗后死亡风险平均增加76%。还会增加其他心血管疾病的发生风险（高血压、脑卒中等）。

（4）控制体重。控制总热量的摄入，特别是在腰部或腹部有大量的脂肪。定期测量体重和腰围，保持正常的体重。

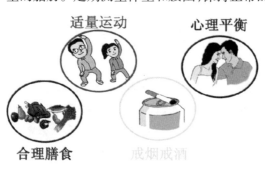

（5）心理护理。根据患者食物不同性格特征给予指导，训练自我控制能力，同时指导亲属尽量避免各种可能导致患者精神紧张的因素，尽可能

减轻患者心理压力和矛盾冲突。

三、冠心病

1. 症状表现

冠心病是一种最常见的心脏病，因急走、爬坡、上楼、负重、寒冷、饱餐、情绪激动等诱因而发生心绞痛，疼痛在胸骨后中段或上 1/3 处，可放射到左肩，左上臂疼痛，但也可在胸骨下部、上腹部、左侧胸部、左颈、下额等部位疼痛。疼

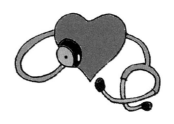

痛为一种压迫感、沉重感、紧束感、烧灼感等。发作大多持续2~3分钟，最长不超过半小时。体力活动诱发心绞痛者，在运动停止后常在短时间内缓解，硝酸甘油舌下含化，通常可使心绞痛发作停止。否则应怀疑心肌梗死。

2. 疾病原因

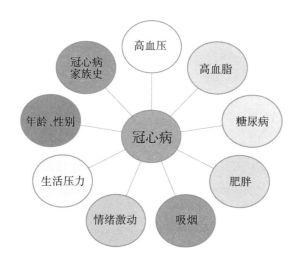

3. 预防与护理

（1）合理饮食。脂肪酸的食物，少吃肥肉、动物油、奶油蛋糕、油炸食品；每人每天烹调用油少于半两；选择不饱和脂肪酸多的食物，用橄榄油或菜籽油烹饪；每周吃两次鱼；减少盐的摄入，每日食盐少于6克；减少胆固醇的摄入，每天摄入量小于200毫克；少吃动物内脏、虾蟹；限制肉类脱脂奶代替全脂奶；蛋黄每周不超过2个；控制总热量，每天主食摄入量：女性200克（4两），男性300克（6两）。适量吃粗粮、杂粮、豆制品多吃蔬菜（每天500克）、水果（1~2个）。

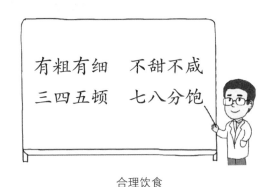

有粗有细　不甜不咸
三四五顿　七八分饱

合理饮食

（2）戒烟戒酒。吸烟是心血管疾病的重要危险因素，一定要戒烟。过量饮食会使心脏兴奋性增加，极易诱发急性心脏事件，心血管疾病患者最好不饮酒。

（3）体育锻炼。体育锻炼有利于疾病恢复。运动三原则：有恒、有序、有度；建议的锻炼方式：步行、慢跑、游泳、扭秧歌、跳健身舞、爬山、骑自行车、跳绳等。

（4）心理平衡。当精神紧张、激动或愤怒时，会诱发心绞痛、心肌梗死或脑卒中,因此,心血管病患者一定要注意缓解精神压力,保持心理平衡。

四、脑卒中

1.疾病介绍

盛夏季节,气候炎热,往往会引起人的食欲减退,所摄入的营养相对减少;与此同时,由于昼长夜短,睡眠往往不足;烈日灼灼,体育锻炼的机会也自然随之减少。这些因素会造成人体虚弱,抵抗疾病的能力下降。

专家们指出,夏季当气温升至32℃以上时,一方面人体汗液大量蒸发,散热降暑,其代谢是通过皮下血液循环比平时高出数倍的血流量来完成的。这种超常的血液循环,对高血压患者来说,不但可导致血压升高,而且增加了脑卒中的可能性,从而容易发生脑溢血。另一方面,人体有限的血液在短期内纷纷涌向皮肤,势必造成大脑血流骤然减少,对心血管调节功能不良及脑动脉硬化的老年人来说,也易诱发脑梗死性卒中。

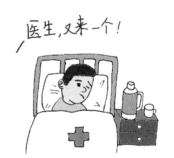

2.预防与护理

老年人特别是患有高血压或动脉硬化的人在盛夏预防脑卒中要做到:

(1)要注意防暑降温。盛夏季节,要注意改善居室通风条件,利用早晚时间开窗通气,保持室内空气新鲜。在室外行走时,要注意避开强烈阳光,采取必要的遮阳措施。中午气温高,老年人尽量减少室外活动,最好能午睡。

（2）要注意常饮水。夏季，由于老年人"渴"神经不敏感，加之排水较多，所以容易造成老年人体内缺水，这为脑卒中埋下了隐患。因此，在盛夏季节，老年人即使是没有感到"口渴"也要饮水，最好每天保持饮水 1 500 毫升，以补充失去的水量。

（3）要注意饮食。盛夏季节，老年人的饮食要格外注意，应多吃清淡和容易消化的食物，如豆制品、蛋类、乳类、鸡、鱼、新鲜蔬菜、瓜果等，少吃油腻煎炸的食物。夏季常饮绿豆汤、菊花茶，既能降温去暑，又能降血压，对老年人最为适宜。

（4）如果老年人在夏季出现经常性头痛、眩晕、四肢麻木、肌肉颤抖、一时性失语等脑卒中先兆，要及时去医院检查治疗。

Face is uneven
面瘫/口角歪斜

Arm is weak
肢体无力

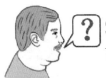

Speech is strange
言语不清

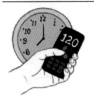

Time to call 120
迅速求助

及时就医

五、慢性支气管炎

1. 症状表现

症状起病多缓慢,病程较长,部分患者发病前有急性支气管炎、流感或肺炎等急性呼吸道感染史,由于迁延不愈而发展为本病。"老慢支"的主要临床表现是咳嗽、痰多和气喘。咳嗽常在晨起或晚间加剧。咳出的痰是白色粘痰或泡沫样痰。

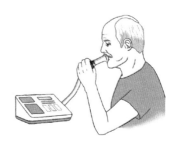

慢性支气管炎

2. 疾病原因

(1)吸烟、大气污染、病毒、支原体和细菌感染。

(2)过敏因素。喘息型慢性支气管炎患者,多有过敏史。

(3)寒冷空气。营养不足,维生素A、维生素C缺乏。

3. 预防与护理

(1)戒烟。慢性支气管炎患者不但要首先戒烟,而且还要避免被动吸烟。

(2)避免受凉。保持室内空气流通、新鲜。室内空调温度不宜过低,一般在24~25℃,要外出时,可先关闭空调待适应室外的温度后再出门;进入空调环境前用干毛巾擦干身上汗液,及时更换汗湿衣服,避免因冷热交替不适宜而诱发感冒。

(3)加强锻炼。慢性支气管炎患者在缓解期要作适当的体育锻炼,以提高机体的免疫能力和心、肺的贮备能力。若有急性感染发热和心肺功能失代偿时不宜进行。

① 腹式呼吸法:放松全身肌肉,将一手放在上腹部,吸气时手随腹部下陷并稍压力,但避免用力,呼气时上腹部对抗此压力,将腹

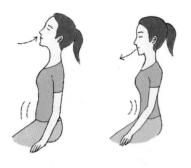

部徐徐鼓起,时间要稍比呼气长,每次吸气后不要立即呼气,应稍停片刻,每日3~5次,每次3分钟。在进行锻炼时要注意呼吸动作,用鼻吸气,用口呼气,吸气的时间短些,呼气的时间要长些,吸气与呼气时间之比可为1︰2或1︰3。

② 缩唇呼吸法:先用鼻吸气一口,然后将嘴唇缩成吹口哨状,使气体通过缩窄的口形徐徐呼出,随即再重复,每分钟做8~10下,每次做3~5分钟,每日做3~5次。

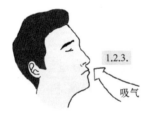

第1步:从鼻孔吸入空气,嘴唇紧闭

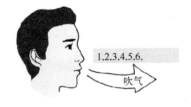

第2步:撅起嘴唇,慢慢呼气,如同吹口哨

③ 延长呼吸法:为帮助患者主动练习呼吸肌力量。方法1:用一食指堵住同侧鼻孔,用另一侧鼻孔进行缓慢地深呼吸,再换另一侧做相同的练习。方法2:吹气球。宜每天练习3~5分钟,也可根据个人状况适当延长练习时间。

④ 慢步行走(散步):散步宜选择河边、海岸、校园、公园等环境优美,空气清新处。步行中两眼向前看,挺胸收腹,两肩端平,自由摆动两臂,呼吸自然或配合脚步有节奏的呼吸,做到轻松愉快。时间通常选在清晨、睡前或饭后半小时。步速约在每分钟50~60米,以不引起气短、气急等症状为宜,运动中心率保持在每分钟90次,每天运动1次,每次20~30分钟。体弱者也可隔天1次,每次20分钟。在

开始锻炼前应进行5~10分钟的准备活动,将四肢及全身关节活动开,加强心血管适应性。运动结束后应有主动放松过程,可做一套呼吸操充分伸展身体,提高锻炼。

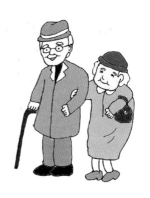

⑤ 有氧锻炼:包括慢跑、游泳、骑车等活动。都应循序渐进。以慢跑为例:可先慢步行走,其步速以不引起气短症状为宜。持续1~2周后,先增加步速,进而走跑交替,即慢跑30秒,行走30秒,以后增加慢跑时间,如慢跑45秒、60秒、120秒,行走30秒,以至全部转为慢跑。每次慢跑时间从5分钟开始,逐步增加至每次至少20~30分钟。慢跑速度以出现轻度气短为度,每次增加步行或慢跑的运动量,应有1~2周的适应时间。一次跑步一般不要超过30分钟,距离在500~800米以内。

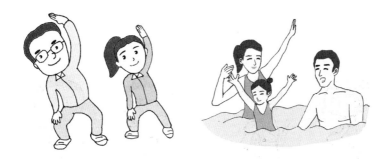

⑥ 全身性的呼吸体操:在腹式呼吸练习的基础上,可以进行全身性的呼吸体操,即呼吸和扩胸、弯腰、下蹲等动作结合在一起,按腹式呼吸的要点进行锻炼。

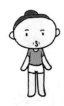 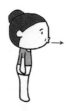 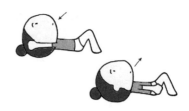

缩唇式呼吸方法
闭口经鼻吸气、缩唇，像口哨
样呼气4~6秒

双腿屈膝双臂外展上展臂深
吸气，复原时吐气，4~8次

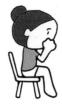 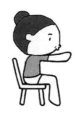 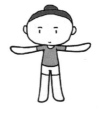 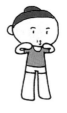

屈肘坐式
屈肘关节时吸气，伸肘关节时
呼气，4~8次

展臂吸气抱呼气
双手分别搭同侧肩，上身左右
旋转，4~8次，旋吸复呼

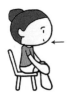 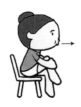 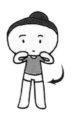 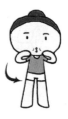

展臂吸气抱呼气
双手抱单膝吸气，压胸呼气，
4~8次

展臂吸气抱呼气
缩唇，像口哨样呼气4~6秒

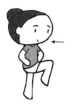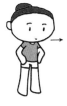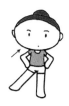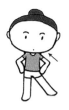

立式呼吸
站立位,两脚分开与肩同宽,一手搭
同肩,一手平伸旋转上身左右交替
4~8次,旋呼复吸双手叉腰,交替双腿
抬高4~8次,抬吸复呼

双腿交替外展4~8次,展吸复呼

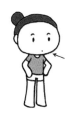

隆腹深吸气,弯腰缩腹呼气,4~8次

（4）做好环境保护。避免烟雾、粉尘和刺激性气体对呼吸道的
影响,以免诱发慢性支气管炎。

（5）饮食护理

① 补充维生素:补充足够的维生素A和维生素C,多吃一些新
鲜蔬菜和水果。增加机体免疫功能,减轻呼吸道感染症状。

② 依据病情的寒热选择不同的食物:如属寒者用生姜、芥末等;
属热者用白菜、茼蒿、萝卜、竹笋、柿子、梨等;体虚者可用枇杷、百
合、胡桃仁、蜂蜜、猪肺等。

③ 补充蛋白质:瘦肉、豆制品、山药、鸡蛋、动物肝脏、绿叶蔬菜
等食物中含优质的蛋白质,应多吃。

④ 清淡、低钠饮食:清淡、低钠的饮食能起到止咳、平喘、化痰
的功效。这类食物还可增加维生素和无机盐的摄入量。

⑤ 增加水的摄入量：每天饮水量应不少于2 000毫升，有利于痰液稀释，保持气管通畅。

⑥ 适当进食葱和蒜：葱和蒜能抑制脂肪氧化酶，对过敏体质的人较好。

⑦ 毛细支气管炎患者饮食宜用：生姜、杏仁、萝卜、蜂蜜、梨、藕、青果、丝瓜、橘子、冬瓜、青菜、枇杷、芝麻、柿饼、胡桃仁、薏苡仁。

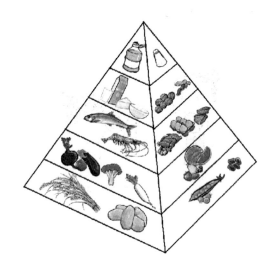

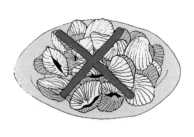

⑧ 老慢支忌食：

第一，忌腥腻、腥发之物：特别是海腥类，如带鱼、黄鱼、虾、蟹等，除助湿生痰外，还可引起过敏。油炸排骨、烤羊肉串、肥肉、动物内脏、动物油等，多食损伤脾胃，易助湿生痰。

第二，忌生冷及咸食：忌食各种生冷瓜果、冰淇淋、冰镇汽水、凉拌菜等。这类冷食有碍脾胃，对水湿运化不利，可聚湿生痰，从而使慢性支气管炎症状加重；咸食可使体内水钠潴留，加重支气管黏膜水肿充血，加重咳嗽、气喘等症状。

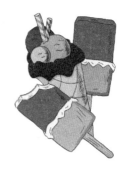

第三，忌辛辣刺激性食物：辛香湿燥之品，易于化燥，增加痰液黏度，可伤及肺阴，对慢性支气管炎的恢复不利。故应禁食辣椒、咖喱、胡椒、羊肉、狗肉、大葱、白酒等。

⑨ 烹饪方法：制作食物时，应多用清蒸煨炖法，少用油炸煎爆法。如清蒸河鳗、清炖甲鱼、煨银耳羹、炖莲子羹、熬百合粥等都是老年慢性支气管炎患者的上好食品。

六、糖尿病

1. 疾病介绍

随着我国老龄化人口的剧增，老年糖尿病的患病率亦在逐年上升。老年糖尿病患者大多为2型糖尿病，多数起病比较缓慢，且于诊断时多无症状，有的患者表面上非常健壮，脸色红润，精力充沛，往往由于常规体检或因其他疾病检查血糖或尿糖而被发现。部分老年糖尿病患者以并发症为首发表现，如心、脑血管意外以及视力改变等。

2. 常见并发症

在夏季，由于天气炎热，要特别谨防老年糖尿病患者急性并发症的发生，如昏迷是糖尿病患者最凶险的急症之一，对神经系统的影响尤为严重，一旦抢救不及时，昏迷时间过久（超过6小时），便会造成脑组织不可逆的损伤，甚至死亡。导致糖尿病患者昏迷的原因有很多，大致可分为糖尿病相关性昏迷（如低血糖昏迷、酮症酸中毒昏迷、高渗性昏迷等）和由合并症引起的昏迷（如脑卒中等）。昏迷的病因不同,其救治手段也不一样。

3. 症状表现

(1)低血糖昏迷

低血糖是糖尿病治疗过程中最常发生的一种急症,严重者会出现意识障碍甚至昏迷。

低血糖昏迷发生之前,多数患者都有先兆表现:如饥饿感、心慌、手抖、头昏、眼花、冒冷汗、虚弱无力或是言语行为反常。此时,如果患者身边有血糖仪,应立即检测血糖,确定是低血糖后,立即进食甜食(或甜饮料)。如果身边没有血糖仪,但患者具备上述诱因及先兆症状,也可先按低血糖处理。进食后,倘若患者症状逐渐缓解,说明就是低血糖;反之,应迅速将患者送往医院救治。

低血糖的症状

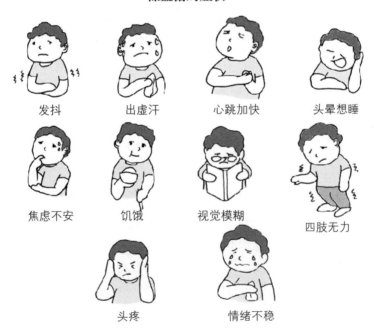

发抖　　　　出虚汗　　　　心跳加快　　　头晕想睡

焦虑不安　　　饥饿　　　　视觉模糊　　　　四肢无力

头疼　　　　　情绪不稳

（2）酮症酸中毒昏迷

酮症酸中毒昏迷是糖尿病比较常见的急性并发症之一。患者早期主要表现为疲劳乏力，口渴、多饮、多尿症状加重，同时伴有食欲不振、恶心、呕吐、腹痛等消化道症状。随着酸中毒的进一步加重，患者会出现头晕、烦躁、嗜睡、深大呼吸，继而逐渐出现意识模糊、反应迟钝而陷入昏迷。

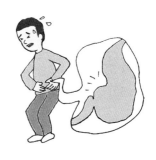

一旦出现恶心、呕吐等消化道症状或意识障碍，尤其是呼吸深快且呼气带有烂苹果味时，应高度怀疑糖尿病酮症酸中毒，通过化验血糖和尿常规（尿酮体呈阳性）便可确诊。

（3）高渗性非酮症糖尿病昏迷

该病多见于老年患者，由于病情凶险，死亡率高达50%，远高于酮症酸中毒昏迷。高渗性非酮症糖尿病昏迷患者以严重脱水症状（如烦渴、多饮、皮肤黏膜干燥、眼球凹陷等），以及神经精神症状（如神志恍惚、嗜睡、定向力障碍、幻听幻视、肢体抽搐、偏瘫、失语等）为主要临床表现。化验检查可见血糖及血浆渗透压均显著升高，而尿酮体检查多为阴性。

（4）乳酸性酸中毒昏迷

与前面三种类型的昏迷相比，乳酸性酸中毒昏迷较为少见，但也不可忽视。该病多见于合并肝肾功能不全、心力衰竭的老年糖尿病患者，往往是由于过量服用双胍类（主要是苯乙双胍）药物引起。这是因为这类药物对肌肉内乳酸的氧化以及肝糖原异生均有抑制

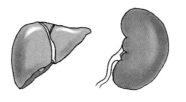

作用,而且由于肾功能不好,影响乳酸排泄,致使血液中乳酸过多积聚,引起中毒。

患者早期表现为食欲不振、恶心、呕吐,逐渐发展到呼吸深大、皮肤潮红、烦躁不安,以至发生昏迷。化验检查可见血乳酸增高(≥5.0毫摩尔/升),血pH值≤7.35。

4.预防与护理

(1)低血糖昏迷

在发生老年糖尿病低血糖的时候,应首先采取家庭自救,立即给患者口服糖水,或食用含15克碳水化合物的食物。家中常见的急救食物包括:葡萄糖片3片、含糖汽水半杯、方糖6块、糖果3块、饼干3块、牛奶1杯,15分钟后,若症状还未缓解,可再吃一次。若发生在夜间,可另外吃一份含蛋白质及碳水化合物的点心。另外注意,使用糖苷酶抑制剂的患者,低血糖急救时必须使用葡萄糖,而不能食用蔗糖来处理。注射胰岛素的患者可以预备一个胰升血糖素应急盒,以备不时之需。对出现了神志不清的危重患者,应在家庭自救的同时立即拨打急救电话,尽快送往医院抢救。

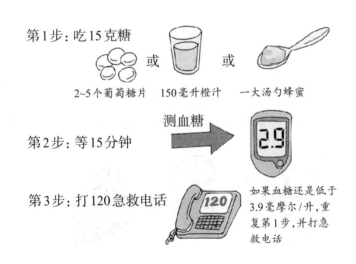

第1步:吃15克糖 或 或

2~5个葡萄糖片　　150毫升橙汁　　一大汤勺蜂蜜

测血糖

第2步:等15分钟

第3步:打120急救电话

如果血糖还是低于3.9毫摩尔/升,重复第1步,并打急救电话

（2）酮症酸中毒昏迷

患者要遵照医师的要求坚持合理地应用胰岛素和口服降糖药，不可随意减量、加量甚至停药。定期监测血糖，在合并应激情况时每日监测血糖。防止饥饿，预防脱水。合理饮食，避免食用过多的高糖、高脂肪的食物。

（3）高渗性非酮症糖尿病昏迷

定期监测血糖，保持良好的血糖控制状态；老年人渴感阈值升高，要保证充足的水分摄入，鼓励主动饮水；对有中枢神经系统功能障碍不能主动饮水者要记录每日出入量，保证水、电解质平衡；患者发生呕吐、腹泻、严重感染等情况时，要保证供给足够的水分。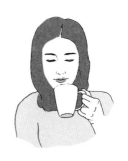

（4）乳酸性酸中毒昏迷

乳酸性酸中毒昏迷一旦发生，病死率极高。在家急救时应将患者置于人少、通风好的地方，并解开患者上衣纽扣和腰带，保证充足的氧气供给。居家照顾时应明确患者是否有肝脏、肾脏和心脏疾病，对于这类患者应尽量减少双胍类（主要是苯乙双胍）药物的使用，尤其是血糖控制不佳者，应尽早改用胰岛素治疗。

第三章

秋季常见病的预防与护理

　　进入秋季，气温变化比较大，秋季正处于夏季和冬季之间，夏季和冬季的传染病都有可能在秋季发生，所以说秋季也是多种传染病的高发季节。初秋时，气温较高，即"秋老虎"天，一些肠道传染病和虫媒传染病高发，甚至可能暴发流行；到了晚秋，气温逐渐下降，风大干燥，这时是一些呼吸道传染病的高发时节。因此，秋季加强传染病的防治，对维护身体健康具有重要意义。

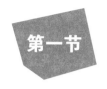

第一节　秋季胃肠道疾病

一、秋季腹泻

1. 症状表现

秋季腹泻的主要特征：先吐后泻，伴发热，大便呈水样或蛋花汤样，病程有自限性，即使用药也不能显著改变病程，症状表现：

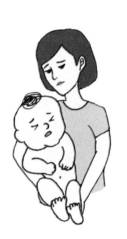

（1）起病急，初期常伴有感冒症状，如咳嗽、鼻塞、流涕，半数患儿还会发热（常见于病程初期），一般为低热，很少高热。

（2）大便次数增多，每日10次左右，大于3次就应考虑秋季腹泻，大便呈白色、黄色或绿色蛋花汤样，带少许黏液或脓血，无腥臭味。

（3）半数患儿会出现呕吐。呕吐症状多数发生于病程的初期，一般不超过3天。

（4）腹泻重者可出现脱水症状，如口渴明显，尿量减少，烦躁不安。

（5）病程有自限性，病程一般5~7天，营养不良、佝偻病和体弱多病者，腹泻的时间可能更长。

2. 疾病原因

（1）每年的9月份到次年的1月份，是秋季腹泻的流行季节，其中10~12月是流行的高峰期。6个月到3岁的婴幼儿，营养不良、佝偻病、贫血和体弱多病的婴幼儿更容易患病,而且病情严重,病程较长。小于6个月的婴儿,由于体内有母亲的抗体保护,不易患秋季腹泻,母乳喂养的婴儿,更少得秋季腹泻。3岁以上的儿童,消化道功能和免疫系统逐步完善成熟,也很少患秋季腹泻,即使患病,病情也会轻很多,病程短。成人也会感染秋季腹泻,但症状与儿童的症状相似,但病情轻,病程短,一般2~3天即可痊愈。

（2）秋冬季腹泻病罪魁祸首是轮状病毒。这种病毒在患儿体内一般有1~3天的潜伏期。发病时,大多数孩子会出现一些类似感冒等呼吸道感染的症状,比如流鼻涕、发热等,其中一些孩子还伴有呕吐症状。这些症状出现后的12~24小时之内,孩子就会开始不断腹泻,一天会拉稀七八次甚至十多次,大便像水或蛋花汤一样,大多没有特殊的腥臭味。此时若不及时送医,或者当成感冒或消化不良等疾病治疗,就会延误病情。

（3）由轮状病毒感染引发的秋季腹泻有两个传播途径:一是由粪到口,即直接或间接接触患儿粪便后,将病毒由食物带入口中;二是空气传播,即患儿粪便中的病毒扩散到空气中,通过呼吸道进入人体。

3. 预防与护理

（1）最好以母乳喂养。由于母乳中富含免疫球蛋白,有助于增强婴幼儿胃肠道的免疫能力,母乳喂养的患儿较少得秋季腹泻,即使得,病情也会轻很多。

（2）注意饮食卫生,防止病从口入。

（3）合理喂养、定时定量,循序渐进地添加辅食,切忌几种辅食一起添加。

（4）少吃富有脂肪的食物,多吃新鲜蔬菜、水果,补充维生素B,改善胃肠功能。

（5）加强体格锻炼,增强体质。

（6）及早治疗的营养不良、佝偻病、贫血、微量元素缺乏、铅中毒等慢性疾病。

（7）合理用药。不要滥用广谱抗生素，以避免肠道正常菌群的失调。经常口服肠道微生态调节剂，防止肠道正常菌群失调。

（8）接种轮状病毒疫苗。6个月到3岁的婴幼儿，每年要接种轮状病毒活疫苗，以预防轮状病毒腹泻（秋季腹泻）。在每年7~9月份，即秋季腹泻流行季节来临之前接种，每年一次。

（9）调整饮食。腹泻患儿，大部分有双糖酶活性的下降。此时，如果禁食，可以减轻腹泻但饥饿更加重营养不良。此时需要有一个饮食调整阶段，对大部分患儿效果十分明显。饮食的配制，主要采用脱脂奶、米汤及糕干粉。

（10）避免腹部着凉。不要让腹部着凉，腹部着凉很容易导致腹泻。晚上睡觉空调温度不宜过低，避免着凉。睡觉应该保持腹部温度，给腹部盖上被子，避免着凉导致腹泻。

（11）一定不能禁食，相反要鼓励孩子多进食，可小量多餐。只有在一种情况下需要禁食，就是当孩子频繁呕吐时需要禁食，同时需要到医院吊针补液。以流质和半流质为主，也就是奶、米汤、粥为主，例如奶粉中添加了核苷酸、胆碱、牛磺酸，对增强患儿抵抗力和恢复健康都有帮助。暂时不要吃烂饭或硬饭，避免食用过敏性食物，如海鲜、鸡蛋等；不吃生冷的、硬的、油炸和脂肪多的食物，特别是生冷的东西。炖苹果可以止泻。炖苹果还有丰富的鞣酸蛋白，有吸附作用，可以止泻。

二、胃肠炎

1. 症状表现

胃肠炎症状的类型和严重程度取决于微生物或毒物的类型和量的大小。最常见的症状是腹泻，其他症状包括：腹痛、恶心、呕吐、

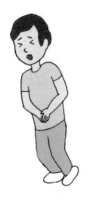

发热、食欲减退、体重减轻（可能是脱水的征象）、大量出汗、皮肤湿冷、肌肉痛或关节僵硬、大便失禁等。

剧烈的呕吐和腹泻可以很快导致脱水，其表现有虚弱、极度口渴、少尿或尿色加深、皮肤干燥、口干、眼球下陷，婴儿还可表现为啼哭时少泪。严重的呕吐或腹泻可以引起低钠血症、低钾血症、低血压等。饮用大量含盐少或不含盐的水分来补充液体的患者尤易出现低钠血症。水和电解质紊乱有潜在的风险，特别是对于病重、虚弱、年幼或年老的患者，严重的病例可以出现休克和肾衰竭。

2. 疾病原因

感染性胃肠炎可因感染病毒、细菌、寄生虫引起。毒物及药物可引起化学性胃肠炎。病毒感染是胃肠炎最常见的病因，有多种病毒可引起胃肠炎，最常见的是轮状病毒，其次是诺沃克病毒、星状病毒和肠腺病毒。

常见感染途径有：食物（尤其是海鲜），污染的水源，接触被感染者，餐具不洁，进食前未洗手等。

3. 预防与护理

（1）不食不洁净的瓜果。瓜果在生长期间要浇水、施肥、喷洒农药，在采集、搬运和出售过程中，易被细菌感染，以致许多瓜果的表皮都带有细菌、虫卵和化学农药，所以瓜果在吃前必须用清水反复冲洗数次再吃。凡能削皮的瓜果，应削皮后再吃，否则易发生农药积蓄中毒。

（2）避免进食刺激性饮食。对冷食和辣食等刺激性食物需根据个人条件、原有的饮食习惯和季节选择，避免进食过量，尤其不应嗜酒。

（3）勤洗手，注意餐具卫生，生食和熟食分开放置。

（4）急性胃肠炎患儿应卧床休息，注意保暖。

（5）急性期患儿常有呕吐、腹泻等症状，失水较多，因此需补充液体，可供给鲜果汁、藕粉、米汤、蛋汤等流质食物，酌情多饮开水、淡盐水。

（6）为避免胃肠道发酵、胀气，急性期应忌食牛肉等易产气食物，并尽量减少蔗糖的摄入。忌食高脂肪的油煎、炸及熏、腊的鱼肉，含纤维素较多的蔬菜、水果、食物和调味品等。

秋季常见传染性疾病

一、甲型肝炎

1. 疾病介绍

甲型肝炎是通过感染甲型肝炎病毒（HAV）引起的急性肝脏炎症，主要经粪—口途径传播，发病以儿童和青少年多见，是我国常见的肠道传染病之一，在病毒性肝炎中发病率及感染率最高。

2. 症状表现

甲型肝炎以发热、疲乏、食欲减退、恶心、呕吐、肝大和肝功能异常，有的患者有腹胀或腹泻、尿呈褐色、大便色浅、检查肝脏有肿大和触痛或叩痛的体征。易感人群：凡是未感染过甲型肝炎病毒的人，无论是儿童还是成人均是易感者。但由于甲肝病毒感染与社会经济状况及个人卫生习惯密切相关，故在我国，15岁以下的儿童及青少年最容易患甲型肝炎，因为病后获得了持久的免疫力，至成年时，患甲型肝炎者减少，老年人更少。

3. 疾病原因

秋季是大量水产品上市的季节，肥美的螃蟹和毛蚶也让人垂涎三尺。但这些美食下也隐藏着许多肉眼看不到的致病源。甲肝病毒在水生贝类里能存活3个月左右，这些潜在的病毒也成为日后健康的杀手。再者，秋天吃火锅的人逐渐多了起来，一旦食物未熟就被食用很可能引起甲型肝炎。

4. 预防与护理

（1）养成良好的卫生习惯，把住"病从口入"关。饭前便后要洗手，不喝生水，不吃或少吃生冷食物，食用水果、生菜等果蔬类食品时一定要清洗干净，吃剩的食物要储存在冰箱中，并且再次食用前应充分加热。尤其是加工食品时要注意高温加热，一般情况下，加热至100℃一分钟就可使甲肝病毒失去活性。

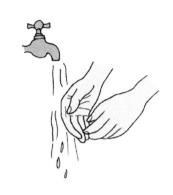

（2）对一些自身易携带致病菌的食物如螺蛳、贝壳、螃蟹，尤其是富集甲肝病毒的毛蚶等海、水产品，食用时一定要煮熟蒸透，杜绝生吃、半生吃以及腌制后直接食用等不良饮食习惯。

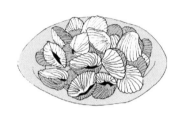

（3）注意消灭苍蝇、蟑螂等害虫，避免疾病的媒介传播。

（4）不要到没有卫生许可证，服务人员没有健康证，卫生设施不全的小型餐馆或路边流动摊处就餐。

（5）接种甲肝疫苗，可以提高人群免疫力，预防甲肝的发生和暴发流行。

（6）出现体温升高并伴有乏力、厌食、恶心、呕吐、黄疸等症状的人，应及时到医院肠道门诊就诊，以便早诊断、早报告、早隔离、早治疗。

（7）发现甲肝患者应及时报告当地的疾病预防控制中心，采取有效措施隔离传染源，切断传播途径，保护易感人群，控制传染病的流行，早期报告对控制疫情具有非常重要的意义。

（8）急性肝炎、慢性肝炎活动期应卧床休息，以降低机体代谢率，增加肝脏的血流量，有利于肝细胞修复。待症状好转、黄疸减轻、肝功能改善后,逐渐增加活动量,以不感疲劳为度。

（9）病情严重者需协助患者做好进餐、沐浴、如厕等生活护理。

（10）合理的饮食可以改善患者的营养状况,促进肝细胞再生和修复,有利于肝功能恢复。肝炎急性期,患者常有食欲不振、厌油、恶心、呕吐等,此时不宜强调高营养或强迫进食,宜进食清淡、易消化、富含维生素的流食。食欲好转后,可逐渐增加饮食,少食多餐,以优质蛋白为主,应避免暴饮暴食。注意调节饮食的色、香、味,保证营养摄入。

（11）患者一定要在医师的指导下用药,不要自行决定停药或加量,用药不当易引起病毒变异或药物不良反应增加,治疗过程中注意观察患者的变化,及时发现不良反应。

二、细菌性痢疾

1. 疾病介绍

细菌性痢疾简称菌痢,是由志贺菌属引起的肠道传染病,故亦称为志贺菌病。菌痢主要通过消化道传播,春秋季节可引起流行。主要表现为腹痛、腹泻、排黏液脓血便以及里急后重等,可伴有发热及全身毒血症状,严重者可出现感染性休克或中毒性脑病。由于痢疾杆菌各组及血清型间无交叉免疫,且病后免疫力差,故可反复感染。一般为急性,少数迁延成慢性。

2. 症状表现

由于痢疾杆菌的菌型、数量及每个人的抵抗力不同,症状也各不相同,因此临床上将痢疾分为急性和慢性两种。慢性痢疾:凡病程超过2个月者,称为慢性痢疾,多数是因轻型痢疾治疗不彻底或孩子患有营养不良,佝偻病,贫血,寄生虫等病体质较弱所致,这种类型的患儿多无高热,有时可出现腹痛、腹泻、呕吐和低热,大便每日

3~5次,可有正常便与黏液便和脓血便交替出现。急性痢疾:急性痢疾根据症状又分为轻型、普通型、重型和中毒型4种,在中毒型中,根据病情又分为休克型和脑型,虽然家长不必对孩子的病况进行严格的分型,但应了解痢疾的基本症状和病情变化的结局。

① 轻型痢疾

这是痢疾中最轻的一种,一般只有轻度腹痛、腹泻,大便每天2~4次,呈水样或糊状,无脓血,有时混和黏液,解便后腹痛缓解,多数不发热或只有低热,由于症状不典型,常常被误诊为一般的肠炎。

② 普通型

此型具有较典型的痢疾症状,有发热,体温可高达39℃左右,个别孩子可高达40℃以上,开始可无腹痛、腹泻,只有恶心、呕吐、头痛等症状,因此,开始时常被误诊为重感冒,数小时之后开始出现阵发性腹痛,腹泻,开始为稀便,继而出现脓血便,因为此时肠黏膜已出现溃疡和坏死,故有明显的下坠感。

③ 重型

重型痢疾起病急,有高热,每日大便次数可达20~30次,大便呈脓血样,量少,腹痛剧烈,下坠较重,甚至不想离开便器,四肢发凉,很快出现脱水现象,有的可发生意识障碍。

④ 中毒型

中毒型痢疾多见于2~7岁的儿童,常突然发病,开始时只有高热,体温可达40℃,精神萎靡,面色青灰,口唇指甲青紫,皮肤常出现花纹,呼吸浅而弱,可反复出现惊厥,多数孩子没有腹痛、腹泻和呕吐,少数孩子只有轻度腹痛、腹泻,大便无脓血。除上述症状外,若出现休克症状的叫休克型,表现为脉搏细弱,血压下降或测不出,少尿或无尿,可因发生心力衰竭而死亡;若出现脑部症状者叫脑型,脑型的主要表现是烦躁,嗜睡,血压正常或增高,有剧烈头痛,频繁呕吐,呼吸增快,有时出现呼吸暂停,叹息样呼吸或双吸气,很快进入昏迷状态,两侧瞳孔大小不等或忽大忽小,常因呼吸衰竭而死亡。

3. 疾病原因

夏秋季病原体繁殖快,人体在这个季节也多易产生不适,容易发病。另外,在夏秋季,胃肠道相对贫血,饮水量增加,大量喝水常常会冲淡胃酸,使病原体乘虚而入。同时,这个季节瓜果大量上市,瓜果在生长、采摘、运输、销售过程中难免会染上病原体。街头的夜排档,往往因为烹调不注意卫生,食具消毒不严,而且夏秋季苍蝇大量繁殖,到处乱飞,使大量细菌污染了食物,人吃了以后就易感染细菌性痢疾。

4. 预防与护理

（1）加强饮水、食品、粪便的卫生管理及灭蝇工作,改善环境卫生条件。凡从事食品加工或生产及饮食服务的人员,在工作时必须勤洗手。从事服务性行业者定期健康检查,发现慢性带菌者应暂时调换工种,接受治疗。

（2）养成良好的卫生习惯,餐前便后洗手,不饮生水,禁食不洁食物,把住"病从口入"关。

（3）保护易感人群,在痢疾流行期间,易感者可口服多价痢疾减毒活疫苗,提高机体免疫力。

（4）痢疾患者应及时隔离、治疗、粪便消毒,这对于传染源的控制极为重要,应向家属说明。

（5）急性期患者腹泻频繁、全身症状明显者要卧床休息,避免紧张、烦躁等不良情绪。大便频繁、疲乏无力者,应协助患者床边排便,以保存体力。

（6）严重腹泻伴呕吐者可暂禁食,静脉补充所需营养,待病情好转,以进食高热量、高蛋白、高维生素、少渣、少纤维素、易消化的清淡流质或半流质饮食为原则,避免生冷、多渣、油腻或刺激性食物。

（7）由于大便次数增多,尤其是老人和小孩肛门受多次排便的刺激,皮肤容易溃破,因此每次便后,用软卫生纸轻轻按擦后用温水清洗,涂上凡士林油膏或抗生素类油膏。

（8）要坚持按照医嘱服药7~10天,早期禁用止泻药,便于毒素排出。不要刚停止腹泻就停止服药,这样容易使细菌产生抗药性,很容易转为慢性痢疾。

三、细菌性食物中毒

1. 疾病介绍
细菌性食物中毒指由于食用被细菌或细菌毒素污染的食物而引起的急性感染中毒性疾病,按临床表现可分为胃肠型与神经型两类,胃肠型食物中毒在临床上最为多见。

2. 症状表现
细菌性食物中毒以先吐后泻的急性胃肠炎症状为主要表现,即腹痛、呕吐、腹泻。一般起病急,先有腹部不适,继而出现上腹部、脐周疼痛,呈持续性或阵发性绞痛,随后出现恶心、呕吐。

3. 预防与护理
（1）注意饮食卫生,加强食品卫生管理是预防本病的关键措施。

（2）在夏秋季节,应注意不要暴饮暴食,禁食不洁或腐败变质食物,不饮生水。

（3）开展爱国卫生运动,消灭蟑螂、苍蝇、老鼠等传播媒介,防止食品或水被污染。

（4）对从事服务性行业的人员应定期做健康检查,及时发现和治疗带菌者。发现可疑病例要及时送诊,沙门菌感染所致者应严格执行接触隔离措施。

（5）急性期卧床休息，以减少体力消耗。

（6）严格观察呕吐和腹泻次数、性质、数量，及时协助将呕吐物和粪便送检。注意观察患者的血压、神志、面色、皮肤弹性及温湿度。

（7）对症护理。① 因呕吐有助于清除胃肠道内残留的毒素，故呕吐者一般不予止吐处理。应帮助患者清理呕吐物、清水漱口，保持口腔清洁和床单位整洁。呕吐严重者应暂时禁食，待呕吐停止后给予易消化、清淡流质和半流质饮食。② 腹痛者应注意腹部保暖，禁食冷饮。③ 腹泻有助于清除胃肠道内毒素，故早期不用止泻剂。

（8）每次排便后清洗肛周，并涂以润滑剂，减少刺激。每天用温水 1 ∶ 5 000 高锰酸钾溶液坐浴。

四、手足口病

1. 疾病介绍

手足口病（Hand Foot and Mouth Disease，HFMD）是一种常见但传染度颇高的传染病，可由多种肠道病毒导致，4 岁以下易得。夏秋之交都有发病，9 月是高峰期。可引起手、足、口腔等部位的疱疹，少数患儿可引起肺炎、肺水肿、无菌性脑膜脑炎等并发症。个别重症患儿如果病情发展快，会导致死亡。引发手足口病的肠道病毒有 20 多种，其中以柯萨奇病毒 A 组 16 型（CA16）和肠道病毒 71 型（EV71）最为常见。

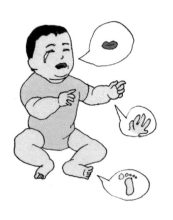

2. 症状表现

手足口病典型的起病过程是中等热度发热（体温在 39℃ 以下），

进而出现咽痛，幼儿表现为流口水、拒食，嗓子里还有一些小水泡。没有并发症的患儿，一周左右即可痊愈。少数患儿有神经系统症状，并发无菌性脑膜炎和皮肤继发感染，极少有后遗症。

3. 疾病原因

手足口病是由肠道病毒引起的传染病，引起手足口病的肠道病毒有20多种，其中以柯萨奇病毒A16型和肠道病毒71型最为常见。秋季细菌病毒繁殖较快，易引起手足口病。

4. 预防与护理

（1）饭前便后、外出后要用肥皂或洗手液等给婴幼儿洗手，不要让婴幼儿喝生水、吃生冷食物，避免接触患病婴幼儿。

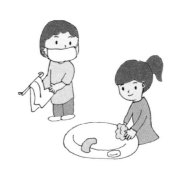

（2）接触儿童前、替幼童更换尿布、处理粪便后均要洗手，并妥善处理污物。

（3）婴幼儿使用的奶瓶、奶嘴使用前后应充分清洗。

（4）本病流行期间不宜带婴幼儿到人群聚集、空气流通差的公共场所，注意保持家庭环境卫生，居室要经常通风，勤晒衣被。

（5）婴幼儿出现相关症状要及时到医疗机构就诊。父母要及时对患儿的衣物进行晾晒或消毒，对患儿粪便及时进行消毒处理；轻症患儿不必住院，宜居家治疗、休息，以减少交叉感染。

（6）流行季节，教室和宿舍等场所要保持良好通风。每日对玩具、个人卫生用具、餐具等物品进行清洗消毒，进行清扫或消毒工作（尤其清扫厕所）时，工作人员应戴手套，清洗工作结束后应立即洗手。

（7）患儿因发热、口腔疱疹，食欲较差，不愿进食。宜给患儿清淡、温和、可口易消化的流质或半流质食物,禁食冰冷、辛辣等刺激性食物。

(8)患儿因口腔疼痛而拒食、流涎等,要保持患儿口腔清洁,饭前饭后用生理盐水漱口,对不会漱口的患儿,可以用棉棒蘸生理盐水轻轻地清洁口腔,也可将维生素 B_2 粉或涂鱼肝油直接涂于口腔糜烂部位,以减轻疼痛,促使糜烂早日愈合。

(9)被褥要保持无渣、清洁。衣着舒适柔软,经常更换。剪短指甲,防止搔抓,手足部皮疹初期可用炉甘石洗剂,待有疱疹形成或疱疹破溃时可涂0.5%碘伏,注意保持皮肤清洁,防止感染。

(10)患儿一般低热或者中度发热,无需特殊处理,多喝热水、温水擦浴等,物理降温如果不管用可采用药物降温。

五、流行性乙型脑炎

1. 疾病介绍

流行性乙型脑炎(epidemic encephalitis type B)即日本乙型脑炎(Japanese B encephalitis),简称乙脑。是由乙脑病毒引起的自然疫源性疾病,经蚊媒传播,流行于夏秋季。人被带毒蚊叮咬后,大多数呈隐性感染,只有少数人发展为脑炎,发病率一般在2/10万~10/10万,病死率比较高,为10%左右,本病主要侵犯儿童,特别是学龄儿童,乙脑不仅病死率高,而且后遗症严重,约30%的患者病后残留不同程度的后遗症。因此,乙脑是严重威胁人体健康的一种急性传染病。主要分布于亚洲和东南亚地区,临床上急起发热,出现不同程度的中枢神经系统症状,重症者病后常留有后遗症。

2. 症状表现

最初表现为上呼吸道感染,多数患者无明显症状,随后患者突然寒战,高热体温可达40℃,头痛、呕吐反复发作,早期皮肤上可见出血点或淤斑,1~2天内发展为脑膜炎,高热持续不退,头痛剧烈,频繁的呕吐,伴有惊厥,甚至出现昏迷。高热、惊厥及呼吸衰竭是乙脑的严重症状,三者相互影响,其中,呼吸衰竭常为致死的主要原因。

3. 疾病原因

流行性乙型脑炎是经蚊传播,7~9月份为蚊虫活动的高峰期,本病也多见于这三个月内,南方稍早、北方稍迟,所以秋季也是预防乙脑的关键。

4. 传播途径

大多是通过呼吸道飞沫传播而感染。

5. 易感人群

人群普遍易感。儿童发病率高。

6. 预防与护理

详见第二章第二节夏季相关疾病的预防及护理乙脑。

六、疟疾

1. 症状表现

（1）潜伏期

从人体感染疟原虫到发病（口腔温度超过37.8℃），称潜伏期。潜伏期包括整个红外期和红内期的第一个繁殖周期,一般间日疟、卵形疟潜伏期为14天,恶性疟为12天,三日疟为30天。感染原虫量、株的不一,人体免疫力的差异,以及感染方式的不同均可造成不同的潜伏期。温带地区有所谓长潜伏期虫株,可长达8~14个月。输血感染潜伏期为7~10天。胎传疟疾,潜伏期就更短。有一定免疫力的人或服过预防药的人,潜伏期可延长。

（2）发冷期

骤感畏寒,先为四肢末端发凉,迅觉背部、全身发冷。皮肤起鸡皮疙瘩,口唇、指甲发绀,颜面苍白,全身肌肉关节酸痛。进而全身发抖,牙齿打颤,有的人盖几床被子都不能制止,持续约10分钟,甚至一小时,寒战自然停止,体温上升。此期患者常有重病感。

（3）发热期

冷感消失以后,面色转红,发绀消失,体温迅速上升,通常发冷越显著,则体温就愈高,可达40℃以上。高热患者痛苦难忍,有的辗转不安,呻吟不止;有的谵妄、撮空,甚至抽搐或不省人事;有的剧烈头痛、顽固性呕吐。患者面赤、气促,结膜充血,皮灼热而干燥,脉洪而速,尿短而色深。多诉说心悸,口渴,欲冷饮。可持续2~6小时,个别达10余小时。发作数次后唇鼻常见疱疹。

（4）出汗期

高热后期,颜面手心微汗,随后遍及全身,大汗淋漓,衣服湿透,2~3小时后体温降低,常至35.5℃。患者感觉舒适,但十分困倦,常安然入睡。一觉醒来,精神轻快,食欲恢复,又可照常工作。此刻进入间歇期。

2.疾病原因

疟疾是经按蚊叮咬或输入带疟原虫者的血液而感染疟原虫所引起的虫媒传染病。寄生于人体的疟原虫共有四种,即间日疟原虫、三日疟原虫、恶性疟原虫和卵形疟原虫。在我国主要是间日疟原虫和恶性疟原虫;其他二种少见,近年偶见国外输入的一些病例。不同的疟原虫分别引起间日疟、三日疟、恶性疟及卵圆疟。本病主要表现为周期性规律发作,全身发冷、发热、多汗,长期多次发作后,可引起贫血和脾肿大。

传染源:疟疾现症患者或无症状带虫者,其血液中具有配子体者便成为传染源。血液中原虫密度越高,配子体的密度也会越高,传播的机率也越大。

3. 预防与护理

疟疾的预防，指对易感人群的防护。包括有个体预防和群体预防。个体预防是疟区居民或短期进入疟区的个人，为了防蚊叮咬、防止发病或减轻临床症状而采取的防护措施。群体预防是对高疟区、暴发流行区或大批进入疟区长期居住的人群，除了包括个体预防的目的外，还要防止传播。要根据传播途径的薄弱环节，选择经济、有效，且易为群众接受的防护措施。预防措施有：蚊媒防制、药物预防或疫苗预防。

疟疾的护理

（1）发作期及退热后24小时应卧床休息。

（2）要注意水分的补给，对食欲不佳者给予流质或半流质饮食，至恢复期给高蛋白饮食；吐泻不能进食者，则适当补液；有贫血者可辅以铁剂。

（3）寒战时注意保暖；大汗应及时用干毛巾或温湿毛巾擦干，并随时更换汗湿的衣被，以免受凉；高热时采用物理降温，过高热患者因高热难忍可药物降温。

（4）按虫媒传染病做好隔离。

七、流行性感冒

1. 症状表现

（1）潜伏期

潜伏期一般为1~7天，多数为2~4天。

（2）表现

① 单纯型流感。常突然起病，畏寒高热，体温可达39~40℃，多伴头痛、全身肌肉关节酸痛、极度乏力、食欲减退等全身症状，常有

咽喉痛、干咳,可有鼻塞、流涕、胸骨后不适等。颜面潮红,眼结膜外眦轻度充血。如无并发症呈自限性过程,多于发病3~4天后体温逐渐消退,全身症状好转,但咳嗽、体力恢复常需1~2周。轻症流感与普通感冒相似,症状轻,2~3天可恢复。

②肺炎型流感。实质上就是并发了流感病毒性肺炎,多见于老年人、儿童、原有心肺疾患的人群。主要表现为高热持续不退,剧烈咳嗽、咳血痰或脓性痰、呼吸急促、发绀,肺部可闻及湿啰音。胸片提示两肺有散在的絮状阴影。痰培养无致病细菌生长,可分离出流感病毒。可因呼吸循环衰竭而死亡。

③中毒型流感。表现为高热、休克、呼吸衰竭、中枢神经系统损害及弥散性血管内凝血(DIC)等严重症状,病死率高。

④胃肠型流感。除发热外,以呕吐、腹痛、腹泻为显著特点,儿童多于成人。2~3天即可恢复。

⑤儿童流感。在流感流行季节。一般健康儿童感染流感病毒可能表现为轻型流感,主要症状为发热、咳嗽、流涕、鼻塞及咽痛、头痛,少部分出现肌痛、呕吐、腹泻。婴幼儿流感的临床症状往往不典型,可出现高热惊厥。新生儿流感少见,但易合并肺炎,常有败血症表现,如嗜睡、拒奶、呼吸暂停等。在小儿,流感病毒引起的喉炎、气管炎、支气管炎、毛细支气管炎、肺炎及胃肠道症状较成人常见。

2. 疾病原因

流行性感冒(简称流感)是流感病毒引起的急性呼吸道感染,也是一种传染性强、传播速度快的疾病。其主要通过空气中的飞沫、人与人之间的接触或与被污染物品的接触传播。典型的临床症状是:急起高热、全身疼痛、显著乏力和轻度呼吸道症状。一般秋冬季节是其高发期,所引起的并发症和死亡现象非常严重。该病是由流感病毒引起,可分为甲(A)、乙(B)、丙(C)三型,甲型病毒经常发生抗原变异，传染性大，传播迅速，极易发生大范围流行。甲型H1N1也就是甲型一种。本病具有自限性，但在婴幼儿、老年人和存在心肺基础疾病的患者容易并发肺炎等严重并发症而导致死亡。

3. 预防与护理

预防流感除了每天要注意随天气的变化增减衣物、多喝水之外，一日三餐要注意调剂好饮食，多食用一些蛋白质丰富以及维生素A、维生素C含量高的食品，以增强身体的抵抗力。对流感应该注意早发现、早隔离、早治疗。对患者的用品、痰盂及时用开水、来苏水、碘酒消毒，以防传染；要经常保持病室空气新鲜，并注意患者保温，切忌出汗受寒，衣被厚度要适中，注意休息，重症有恶寒、高热者宜卧床，养神安眠；病期应供给易消化、高热量、高蛋白质、高维生素的流质或半流质有营养的 食物，同时给予含丰富维生素C的果汁和蔬菜汁。

可大多数人对流感没有正确的认识，往往买贵药或吃大量的药物治疗。而流感不是药物可治愈的，最好的方法就是卧床休息和大量饮水，高热时适当服用退热剂，以减轻病痛，同时注意预防细菌感染，必要时可用抗生素治疗，一般1~2周自愈，也可配合食疗，以促进自愈。

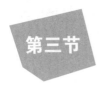

第三节 秋季相关疾病的预防与护理

一、鼻炎

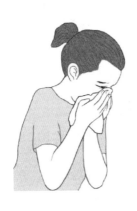

1. 症状表现

（1）鼻塞。鼻塞特点为间歇性。在白天、天热、劳动或运动时鼻塞减轻，而夜间，静坐或寒冷时鼻塞加重。鼻塞的另一特点为交替性。如侧卧时，居下侧之鼻腔阻塞，上侧鼻腔通气良好。由于鼻塞，间或有嗅觉减退、头痛、头昏、说话呈闭塞性鼻音等症状。

（2）多涕。常为黏液性或黏脓性，偶成脓性。脓性鼻涕多于季发性感染后出现。

（3）嗅觉下降。多为两种原因所致，一为鼻黏膜肿胀、鼻塞，气流不能进入嗅觉区域；二为嗅区黏膜受慢性炎症长期刺激，嗅觉功能减退或消失。

（4）头痛、头昏。慢性鼻窦炎多表现为头沉重感。

（5）全身表现。多数人有头痛、食欲不振、易疲倦、记忆力减退及失眠等。

2. 疾病原因

（1）病毒感染

病毒感染是其首要病因，或在病毒感染的基础上继发细菌感染。已知有100多种病毒可引起本病，最常见的是鼻病毒，其次是流感和副流感病毒、腺病毒、冠状病毒、柯萨奇病毒及黏液和副黏液病毒等。病毒传播方式主要是经过呼吸道吸入，其次是通过被污染体或食物进入机体。

（2）遗传因素

有变态反应家族史者易患此病。患者家庭人员多有哮喘、荨麻疹或药物过敏史。以往称此患者为特应性个体，其体内产生IgE抗体的能力高于正常人。

（3）鼻黏膜易感性

易感性的产生源于抗原物质的经常刺激，但其易感程度则视鼻黏膜组织中肥大细胞、嗜碱性粒细胞的数量和释放化学介质的能力。现已证实，变应性鼻炎患者鼻黏膜中上述细胞数量不仅高于正常人，且有较强释放化学介质的能力。

（4）抗原物质

刺激机体产生IgE抗体的抗原物质称为变应原。该变应原物质再次进入鼻黏膜，便与相应的IgE结合而引起变态反应。引起本病的变应原按其进入人体的方式分为吸入性和食物性两大类。

（5）吸入性变应原

① 花粉。不是所有植物花粉都能引起疾病，只有那些花粉量大、植被面积广、变应原性强，并借助风来传播的花粉才最有可能成为变应原。由于植被品种的差异，不同地区具有变应原性的花粉也不同。

② 真菌。在自然界分布极广，主要存在于土壤和腐败的有机物中。其菌丝和孢子皆具有变应原性，但以孢子较强。

③ 屋尘螨。属节肢动物门蜘蛛纲。成虫大小一般为300~500微米。主要寄生于居室内各个角落，其中以床褥、枕头、沙发垫等处的灰尘中最多。螨的排泄物、卵、脱屑和其碎解的肢体，皆可成为变应原。

④ 动物皮屑。动物皮屑是最强的变应原之一。易感个体若长

期与有关动物接触,则可被致敏。致敏后若再接触即使很小数量的皮屑,也可激发出鼻部症状。

⑤ 室内尘土。是引起常年性鼻炎的常见变应原之一。

(6)食入性变应原

由消化道进入人体而引起鼻部症状的变应原物质。其作用于鼻黏膜的方式十分复杂,至今仍不甚清楚。牛奶、蛋类、鱼虾、肉类、水果,甚至某种蔬菜都可成为变应原。

3. 预防与护理

(1)忌食辛辣刺激生冷性食物。多休息、多喝开水、多吃水果、蔬菜。

(2)保持室内空气流通。避免处于粉尘过多的环境及空气不流通的场所。

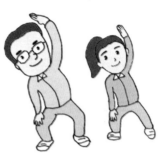

(3)注意擤鼻涕的方法。鼻涕过浓时以盐水洗鼻,避免伤及鼻黏膜。

(4)注意加强锻炼以增强体质,增强自己的抵抗能力,预防感冒的发生,可以有效预防鼻炎。

(5)鼻炎护理

① 平时应注意锻炼身体,参加适当的体育活动。

② 每日早晨可用冷水洗脸,以增强鼻腔黏膜的抗病能力。

③ 注意改善工作环境。

④ 注意气候变化,及时增强衣服。

⑤ 鼻塞时不宜强行擤鼻。

⑥ 不要用手挖鼻。

⑦ 经常保持心情舒畅。

⑧ 保持大便通畅。

⑨ 不宜长久使用具有血管收缩作用的滴鼻剂。

二、肺结核

1. 疾病介绍

结核病是由结核分枝杆菌引起的慢性传染病,可侵及许多脏器,以肺部受累形成肺结核最为常见,排菌患者为其重要的传染源。人体感染结核菌后不一定发病,当抵抗力降低或细胞介导的变态反应增高时,才可能引起临床发病。

2. 症状表现

本病的基本病理特征为渗出、干酪样坏死及其他增生性组织反应,可形成空洞。除少数起病急骤外,临床上多呈慢性过程。表现为低热、消瘦、乏力等全身症状与咳嗽咳痰、咯血、呼吸困难等呼吸系统表现。若能及时诊断,并予合理治疗,大多可获临床痊愈。呼吸道 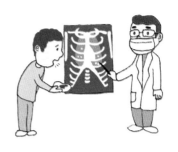 感染是肺结核的主要感染途径,飞沫感染为最常见的方式。

3. 疾病原因

步入秋季,天气由热转凉,冷热交替昼夜温差变化大,呼吸系统疾病进入高发期。秋天,风力逐渐变大,含有结核菌的飞沫可在空气中悬浮4~5小时,这些带菌尘埃随风飘浮可造成结核菌感染。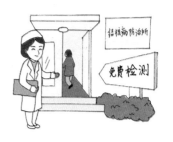

4. 预防与护理

(1)控制传染源。控制传染源的关键是早期发现和彻底治愈肺

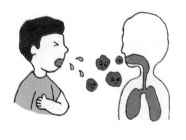

结核患者。结核病程长、易复发和具有传染性,必须长期随访。

(2)切断传播途径。① 开窗通风,保持空气新鲜可有效降低结核病传播。② 患者咳嗽或打喷嚏时应用双层纸巾遮掩,不随地吐痰,痰液应吐入带盖的容器内,用消毒灵浸泡1小时后再弃去。③ 餐具煮沸消毒或用消毒液浸泡消毒,同桌共餐时使用公筷,以防传染。衣物、寝具、书籍等污染物可在烈日下暴晒进行杀菌。

(3)保护易感人群。① 卡介苗的接种,卡介苗是一种无毒的牛型结核菌活毒疫苗,接种后可使未受过结核菌感染者获得对结核病的特异免疫力。接种对象主要是未受感染的新生儿、儿童及青少年。② 化学药物的预防;对于与高危人群有密切接触且结核菌素试验阳性者、长期使用糖皮质激素及免疫抑制剂者、糖尿病患者等,可以服用异烟肼和利福平以预防发病。

(4)合理休息。合理休息可以调整新陈代谢,使机体各器官的功能得以调节和平衡,并使机体耗氧量降低,呼吸深度和次数亦降低,使肺脏获得相对休息,有利于病灶愈合。

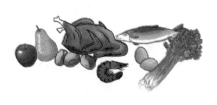

(5)制定膳食计划。肺结核是一种慢性消耗性疾病,宜给予高热量、高蛋白质、富含维生素的易消化饮食,忌烟酒及辛辣刺激食物。蛋白质可增加机体的抗病能力及机体修复能力,建议每天蛋白质摄入量为1.5~2.0克/千克体重。多食新鲜蔬菜和水果,以补充维生素。

(6)坚持用药。抗结核化疗对控制结核病起决定性作用,督促患者按医嘱服药,坚持完成规则、全程化疗,以提高治愈率、减少复发。及时发现用药不良反应,如出现巩膜黄染、肝区疼痛、胃肠不适、眩晕、耳鸣等不良反应要及时与医师联系,不能自行停药,大部分不良反应经相应处理可以消除。

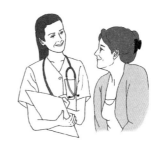

三、红眼病

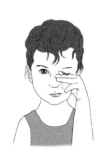

红眼病是指急性卡他性结膜炎,俗称"红眼"或"火眼",是由细菌感染引起的一种常见的急性流行性眼病,其主要特征为结膜明显充血、脓性或粘液脓性分泌物,有自愈倾向。通过接触患者眼分泌物或泪水沾过的物品(如毛巾、手帕、脸盆等),与患者握手或用脏手揉擦眼睛等都会被传染。夏秋季节,因天气炎热,细菌容易生长繁殖,非常容易造成大流行。红眼病的主要特点:单眼或双眼结膜充血、有大量黏膜脓性分泌物,但一般不影响视力。如果不及时治疗,有的则转成慢性结膜炎。

1.症状表现

自觉患眼痒如异物感,严重时有眼睑沉重、畏光流泪及灼热感,有时因分泌物附着在角膜表面瞳孔区,造成暂时性视物不清,冲洗后即可恢复视力。当病变侵及角膜时可有畏光、眼痛及视力减退等症状明显加重,少数患者可同时有上呼吸道感染或其他全身症状。

检查时可见眼睑肿胀、结膜充血呈鲜红色,以睑部及穹隆部结膜最为显著。严重的结膜表面可覆盖一层易于揉掉的假膜,所以又称假膜性结膜炎;球结膜不同程度充血水肿,失去透明度,角膜与结膜表面、睑缘等部位有黏膜性或脓性分泌物覆盖。

2. 疾病原因

常见的致病菌肺炎葡萄球菌、Koch-Weeks杆菌、表皮葡萄球菌、金黄色葡萄球菌及链球菌等。后两种细菌平常可寄生于结膜囊内，不引起结膜炎，但在其他结膜病变及局部或全身抵抗力降低时，可引起急性结膜炎的发作，细菌可以通过多种媒介直接接触结膜。在公共场所，如幼儿园、学校及家庭中迅速蔓延，导致流行，特别是在春秋二季。结膜炎致病菌有可能经呼吸道分泌物传播。

3. 传播途径

接触传播是红眼病传播的主要途径，最为常见的就是眼到手、手到眼的相互传播，包括接触红眼病患者用过的东西，尤其是贴身用过的包括：毛巾、手帕、等洗脸用具还有电脑、游戏机、或者和患者共浴，都很有可能感染此病。

4. 易感人群

普遍易感。

5. 预防与护理

（1）要注意手的卫生。要养成勤洗手的好习惯，不要用脏手揉眼睛，要勤剪指甲。

（2）如果发现本病，应及时隔离，所有用具均应单独使用，最好能洗净晒干后再用。

（3）除积极治疗外，不使用共用毛巾、脸盆等。

用眼卫生小知识

● 孩子尽量避免到人员密集的地方。如果到了公共场合,就要勤洗手,避免用手揉眼睛。眼睛不舒服时,可以用纸巾擦。

● 孩子得了红眼病,家人给他滴完眼药水后要洗手。

● 孩子在家不要乱摸东西。

● 毛巾、脸盆要分开。毛巾要经常用热水烫或者放在阳光下曝晒。红眼病的病毒存活率不强,高温可以杀死。

● 患病后,不要包扎患眼,可配戴太阳镜减少光线刺激。

● 家人如果都患了红眼病,用药要区分开,以免交叉感染。

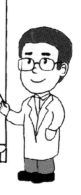

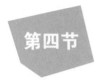

第四节　秋季慢性疾病的预防与护理

一、哮喘

1. 症状表现

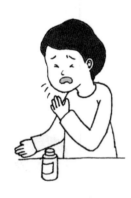

（1）典型的支气管哮喘出现反复发作的胸闷、气喘、呼吸困难及咳嗽等症状。在发作前常有刺激性干咳、鼻塞、连续打喷嚏、眼睛痒、流泪等先兆症状，接着咯大量白黏痰，伴以呼吸性呼吸困难和哮吼声，患儿烦躁不安，被迫采取端坐位。发作严重者可短时间内出现严重呼吸困难、低氧血症。有时咳嗽为唯一症状（咳嗽变异型哮喘）。在夜间或凌晨发作和加重是哮喘的特征之一。哮喘症状可在数分钟内发作。有些症状轻重可自行缓解，但大部分需积极处理。

（2）根据临床表现可分为急性发作期、慢性持续期和临床缓解期。慢性持续期是指不同频率和（或）不同程度地出现症状（喘息、气急、胸闷、咳嗽等）；临床缓解期是指经过治疗或未经治疗，症状、体征消失；肺功能恢复到急性发作前水平，并持续3个月以上。

（3）婴幼儿发病前往往有1~2天的上呼吸道感染，起病较缓；年长儿大多在接触过敏原后发作，起病较急。

2. 疾病原因

目前认为支气管哮喘是一种有明显家族聚集倾向的多基因遗

传性疾病，它的发生既受遗传因素又受环境因素的影响。多数患儿以往有婴儿湿疹、变应性鼻炎、食物或药物过敏史。诱因常有一下几种：

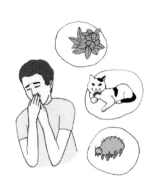

（1）变应原。尘螨是最常见的变应原，是哮喘在世界范围内重要的发病因素。常见的有4种，即屋尘螨、粉尘螨、宇尘螨和多毛螨。屋尘螨是持续潮湿气候最主要的螨虫。真菌亦是存在于室内空气中的变应原之一，常见为青霉、曲霉、交链孢霉等。花粉与草粉是最常见的引起哮喘发作的室外变应原。木本植物（树、花粉）常引起春季哮喘，而禾本植物的草类粉常引起秋季哮喘。

（2）职业性变应原。常见的变应原有谷物粉、面粉、动物皮毛、木材、丝、麻、木棉、饲料、蘑菇、松香、活性染料、乙二胺等。低分子量致敏物质的作用机制尚不明确，高分子量的致敏物质可能是通过与变应原相同的变态反应机制使患者致敏并引起哮喘发作。

（3）药物及食物添加剂。药物引起哮喘发作有特异性过敏和非特异性过敏两种。前者以生物制品过敏最常见，而后者发生于交感神经阻滞剂和增强副交感神经作用剂。食物过敏大多属于I型变态反应，如牛奶、鸡蛋、鱼、虾蟹等海鲜及调味类食品等可作为变应原，常可诱发哮喘患者发作。

（4）感染。哮喘的形成和发作与反复呼吸道感染有关，最常见的是鼻病毒，其次是流感病毒、副流感病毒、呼吸道合胞病毒及冠状病毒等。

（5）气候改变。当气温、湿度、气压和空气中离子等发生改变时可诱发哮喘，故在寒冷冬季或秋冬气候转变时较多发病。

（6）吸烟。香烟烟雾（包括被动吸烟）是户内促发因素的主要来源，是一种重要的哮喘促发因子，特别是对于那些父母吸烟的哮喘儿童,常因吸烟引起哮喘发作。

（7）环境污染。与哮喘发病关系密切。诱发哮喘的有害刺激物中,最常见的是煤气（尤其是 SO_2）、油烟、被动吸烟、杀虫喷雾剂等。烟雾可刺激处于高反应状态的哮喘患者的气道,是支气管收缩,甚至痉挛,致哮喘发作。

（8）精神因素。患者紧张不安、情绪激动等,也会促使哮喘发作,一般认为是通过大脑皮质和迷走神经发射或过度换气所致。

（9）运动。哮喘患者在剧烈运动后诱发哮喘发作,常表现为咳嗽、胸闷、喘鸣,听诊可闻及哮鸣音,多数患者在一小时内可自行缓解。有些患者虽无哮喘症状,但运动后诱发支气管平滑肌痉挛。

（10）药物。有些药物可引起支气管哮喘发作,主要有包括阿司匹林在内的非类固醇消炎药物和含碘造影剂,或交感神经阻断剂等。

（11）围生期胎儿的环境。妊娠9周的胎儿胸腺已可产生T淋巴细胞,且在整个妊娠期胎盘主要产生辅助性Ⅱ型T细胞（Th2）因子,因而在肺的微环境中,Th2的反应是占优势的,若母亲已有特异性体质,又在妊娠期接触大量的变应原或受到呼吸道病毒特别是合胞病毒的反复感染,即可能加重其调控的变态反应,以致出生后存在变态反应和哮喘发病的可能性。

3. 预防与护理

（1）环境安排。将患者安置在清洁、安静、空气新鲜、阳光充足的病室,室内温度维持在18~22℃,相对湿度维持在50%~70%。

（2）生活护理。发作期给予营养丰富、高维生素的流质或半流质的食物为主,勿勉强进食。严禁食用与发病有关的食物,如蛋、鱼、虾、蟹、生姜等刺激性食物。指导患者保持乐观情绪、适度活动、规律生活。

（3）健康指导 告诉患者哮喘发作前常有先兆。如鼻、咽、眼部发痒、打喷嚏、咳嗽、流鼻涕等黏膜过敏等,发现异常及时处理,如吸入短效－速效 β2受体激动剂以减轻发作症状,控制病情。

（4）呼吸运动。强化横膈呼吸肌,执行呼吸运动前,应先清除呼吸道分泌物。

腹部呼吸运动:① 平躺,双手平放在身体两侧,膝弯曲,脚平放。② 用鼻子连续吸气,并放松上腹部,但胸部不扩张。③ 缩紧双唇,慢慢吐气直到吐完。④ 重复以上动作10次。

向前弯曲运动:① 坐在椅上,背伸直,头向前向下低至膝部,使腹肌收缩。② 慢慢上升躯干,并由鼻吸气,扩张上腹部。③ 胸部保持直立不动,由口将气慢慢呼出。

胸部扩张运动:① 坐在椅上,将手掌放在左右两侧的最下肋骨上。② 吸气,扩张下肋骨,然后由口吐气,收缩上胸部和下肋骨。③ 用手掌下压肋骨,可将肺底部的空气排出。④ 重复以上动作10次。

二、支气管炎

1. 疾病介绍

支气管炎是指气管、支气管粘膜及其周围组织的慢性非特异性炎症。临床上以长期咳嗽、咳痰或伴有喘息及反复发作为特征。支气管炎可分为三类:急性支气管炎、慢性支气管炎、毛细支气管炎。

2. 症状表现

急性支气管炎起病较快,开始为干咳,以后咳粘痰或脓性痰。常伴胸骨后闷胀或疼痛、发热等全身症状多在3~5天内好转,但咳嗽、咳痰症状常持续2~3周才恢复。而慢性支气管炎则以长期、反复而逐渐加重的咳嗽为突出症状,伴有咳痰。咳痰症状与感染与否有关,时轻时重。还可伴有喘息,病程迁延。慢性支气管炎症状可以概括为以下四点:① 咳嗽:长期、反复、逐渐加重的咳嗽是本病的突出表现。② 咳痰：一般痰呈白色黏液泡沫状，晨起较多，常因黏稠而不易咯出。在感染或受寒后症状迅速加剧，痰量增多，黏度增加，或呈黄色脓性痰或伴有喘息。偶因剧咳而痰中带血。③ 气喘：当合并呼吸道感染时，由于细支气管黏膜充血水肿，痰液阻塞及支气管管腔狭窄，可以产生气喘（喘息）症状。这种以喘息为突出表现的类型，临床上称之为喘息性支气管炎；但其发作状况又不像典型的支气管哮喘。④ 反复感染：寒冷季节或气温骤变时，容易发生反复的呼吸道感染。此时患者气喘加重，痰量明显增多且呈脓性，伴有全身乏力、畏寒、发热等。毛细支气管炎常常在上呼吸道感染2~3天后出现持续性干咳和发作性喘憋，常伴中、低度发热。病情以咳喘发生后的2~3天为最重。严重的患儿可出现口周、口唇及指甲发绀，可合并心力衰竭、脱水、代谢性酸中毒及呼吸性酸中毒等酸碱平衡紊乱。

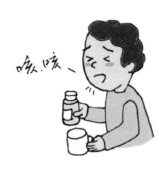

3. 疾病原因

秋天天气转凉，空气比较干燥，昼夜温差较大，呼吸道的抵抗力容易下降，尤其是慢性气管炎患者，气道的上皮可能有一些受损，整个气道组织等方面有一些病理性的改变，更容易导致感染。受凉和过度疲劳可减弱上呼吸道的生理性防御功能，病毒和细菌趁机而入，导致感冒和上呼吸道感染，这是诱发支气管炎发病和加重的原因。

4. 预防与护理

（1）积极控制感染。在急性期，遵照医嘱，选择有效的抗菌药物治疗。常用药物有：复方磺胺甲醛异噁唑、红霉素、青霉素等。治疗无效时,也可以选用患者未用过或少用的药物,如麦迪霉素、螺旋霉素、先锋霉素等。在急性感染控制后,及时停用抗菌药物,以免长期应用引起副作用。

(2)促使排痰。急性期患者在使用抗菌药物的同时,应用镇咳、祛痰药物。对年老体弱无力咳痰的患者或痰量较多的患者,应以祛痰为主,不宜选用强烈镇咳药,以免抑制中枢神经加重呼吸道炎症,导致病情恶化。帮助危重患者定时变换体位,轻轻按摩患者胸背,可以促使痰液排出。

(3)保持良好的家庭环境卫生,室内空气流通新鲜,有一定湿度,控制和消除各种有害气体和烟尘,戒除吸烟的习惯,注意保暖。

(4)加强体育锻炼,增强体质,提高呼吸道的抵抗力,防止上呼吸道感染,避免吸入有害物质及过敏源,可预防或减少本病发生。

(5)在气候变化和寒冷季节,注意及时添减衣服,避免受凉感冒,预防流感。注意观察病情变化,掌握发病规律,以便事先采取措施。如果患者出现呼吸困难、嘴唇、指甲发紫、下肢水肿、精神恍惚、嗜睡,要及时送医院治疗。

(6)饮食护理。注意饮食营养,以增强体质。饮食以高蛋白、高热量、高维生素、低脂、易消化为宜,多进食如瘦肉、蛋、奶、鱼、蔬菜和水果等。多饮水,每天不少于 1 500 毫升。

(7)休息与活动。指导患者适当休息,避免劳累。改善环境卫生,避免烟雾、粉尘和刺激性气体。

三、急性肾炎

1. 症状表现

出现高血压、水肿、少尿和血尿。患者主诉乏力、头痛、恶心及呕吐,可进一步合并急性肺水肿、急性肾衰竭或高血压脑病。水肿常为最早出现的症状。

（1）心力衰竭

常发生于起病后的第1~2周内，起病缓急、轻重不一。少数严重病例可以急性肺水肿而突然起病，左心房压力仅需1.33千帕（10毫米汞柱）即可引起肺水肿。X线检查发现，早期即可有心影增大，有时也可见少量胸腔及心包积液。心力衰竭病情常危急，但经积极抢救后可迅速好转，扩大的心脏可完全恢复正常。

（2）高血压脑病

高血压脑病一般在第1~2周内发生，起病较急，发生抽搐、头痛、恶心、呕吐，有不同程度的意识改变，可有视觉障碍，复视或一过性失明。部分重症患者有脑疝征象，如瞳孔变化、呼吸节律紊乱等。

（3）急性肾衰竭

重者每天血尿素氮上升3.6毫摩尔/升，每天血肌酐增加44.2微摩尔/升，血肌酐可＞309.4微摩尔/升，出现急性肾衰竭，电解质紊乱和代谢性酸中毒。

2. 疾病原因

本病发病前多有咽峡炎、急性扁桃体炎、猩红热及脓疱疮等。小儿以A组β型溶血性链球菌感染引起的免疫复合物肾炎最常见，称链球菌感染后肾炎。其他如肺炎球菌、金黄色葡萄球菌、乙型肝炎病毒、流感病毒、三日疟原虫等也可引起肾炎，均称非链球菌感染后肾炎。多发生于儿童及青少年，以5~10岁多见。

3. 预防与护理

本病是一种自限性疾病，限制患儿活动是控制病情进展的重要措施，尤以前2周最关键。本病预后良好，发展为慢性肾炎的较为罕见。预防的根本方法是预防感染，一旦发生上呼吸道或皮肤感染，应及早应用抗生素彻底治疗。

（1）休息。一般起病2周内患儿应卧床休息，待水肿消退、血压平稳、肉眼血尿消失后，可轻微活动或户外散步；1~2个月内活动量宜加限制，3个月内避免剧烈活动，红细胞沉降率正常可上学；随着尿内红细胞的逐步减少、尿沉渣计数恢复正常后，恢复正常活动。

（2）利尿。为了减轻体内水、钠潴留和循环充血，凡经限制水、钠盐入量后水肿、少尿仍很明显或有高血压、全身循环充血者，遵医嘱给予利尿剂，观察使用后的体重、尿量及水肿变化并记录。

（3）饮食管理。以低蛋白质、高热量、低盐为原则，每日食盐量1~2克；有氮质血症时应限制蛋白质的摄入量，每日0.5克/千克体重；供给高糖、高维生素、足量脂肪的饮食以满足小儿的生理需要；一般不必严格限水，有肾衰竭者按急性肾衰竭限制水分，尿量增加、水肿消退、血压正常后，可恢复正常饮食。

四、心脑血管疾病

1. 疾病介绍

心脑血管病就是心脏血管和脑血管的疾病统称。也就是被称为"富贵病"的三高症。心脑血管疾病是一种严重威胁人类特别是中老年人健康的常见病。心脑血管疾病具有"发病率高、死亡率高、致残率高、复发率高、并发症多"的特点。

2. 症状表现

心脑血管病的一般病症有胸痛、胸闷、胸部紧缩感伴有大汗、恶心等常提示心绞痛、心肌梗死等。头晕、头痛、肢体瘫痪常常提示高血压，呼吸困难，稍活动就感到气喘吁吁，夜间常常因为气促而憋醒，不能平卧。

3. 疾病原因

秋季由于昼夜温差大，再加上气候不稳定，让很多老年人脆弱的血管受到刺激,从而诱发心脑血管疾病。这样的天气也使心肌梗死的发病率明显提高,尤其是患有心血管等慢性疾病的老人。

4. 预防与护理

预防心脑血管疾病的秘诀在于"合理膳食、适量运动、戒烟限酒、心理平衡"。

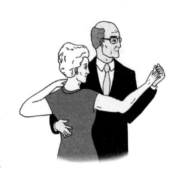

(1)应该积极参加适量的体育运动,维持经常性适当的运动,有利于增强心脏功能,促进身体正常代谢,尤其对促进脂肪代谢,防止动脉粥样硬化的发生有重要作用。对心脏病患者来说应根据心脏功能及体力情况,从事适当量的体力活动有助于增进血液循环,增进抵抗力,提高全身各脏器功能,防止血栓形成。

(2)心血管疾病防治应有合理的饮食安排。高脂血症、不平衡膳食、糖尿病和肥胖都和膳食营养有关,所以,从心脏病的防治角度看营养因素十分重要。原则上应做到"三低"即:低热量、低脂肪、低胆固醇,并且通过合理饮食积极控制体重。

(3)防寒保暖。对于心血管疾病患者来说这是比较重要的,患者在日常应该注意天气的变化,天冷的时候适当增加衣物,防止感冒使呼吸道感染,还可以防止因气温的变化引起血压波动,尤其对于心血管疾病患者的保护是重要的。

(4)休息与活动。保持环境安静、清洁并减少探视。心功能一级患者适当休息,避免过重体力活动;心功能二级患者体力活动稍受限制,应注意休息;心功能三级患者应以卧床休息为主;心功能四级患者必须绝对卧床休息,避免不良刺激。

(5)饮食护理。无盐或者低盐饮食,严重水肿者应限制摄水量。少食多餐,多吃新鲜蔬菜,保持大便通畅,禁烟、酒、浓茶、咖啡及其他刺激性食物。

（6）皮肤护理。长期卧床及全身水肿者应加强皮肤护理，保持床褥清洁、柔软、平整、干燥。定时协助或指导患者变换体位，嘱患者穿柔软、宽松的衣服。用热水袋保暖时水温不宜过高，防止烫伤。

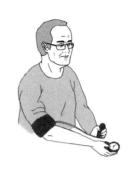

（7）病情观察。密切监测脉搏、血压、心律发现异常应立马就医。

（8）用药护理。患者应遵医嘱服药，不可擅自停药及更改剂量。告知不良反应，如有不适请及时就医。

五、湿疹

1. 疾病介绍

湿疹是由多种内、外因素引起的真皮浅层及表皮炎症，是一种有明显渗出倾向的过敏性炎症性皮肤病。急性期皮损以丘疱疹为主，有渗出倾向；慢性期以苔藓样变为主，易反复发作。

2. 症状表现

好发于面、耳、手足、前臂、小腿外露部位，重者可弥漫全身，常对称分布。皮损为多形性，常表现为红斑基础上的针头至粟粒大小丘疹、丘疱疹，严重时可出现小水泡，融合成片，境界不清楚，皮损周围丘疱疹逐渐稀疏，常因

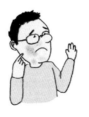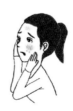

搔抓形成点状糜烂面，有明显浆液性渗出。如继发感染则形成脓疱、脓液、脓痂、淋巴结肿大，甚至出现发热等全身症状。

按皮损表现分为急性、亚急性、慢性三期。

（1）急性湿疹。皮疹为多数密集的粟粒大的小丘疹、丘疱疹或小水疱，基底潮红。由于搔抓，丘疹、丘疱疹或水疱顶端搔破后呈明显点状渗出及小糜烂面，浆液不断渗出，病变中心往往较重，而逐渐向周围蔓延，外围又有散在丘疹、丘疱疹，故境界不清。当合并有感染时，则炎症可更明显，并形成脓疱，脓液渗出或结黄绿色或污褐色痂。还可合并毛囊炎、疖、局部淋巴结炎等。急性湿疹可发生于体表任何部位，多对称分布，常见于头面、耳后、四肢远端，手、足露出部及阴囊、女阴、肛门等处。

（2）亚急性湿疹。当急性湿疹炎症减轻之后，或急性期未及时适肖处理，拖延时间较久而发生亚急性湿疹。皮损以小丘疹、鳞屑和结痂为主，仅有少数丘疱疹或小水疱及糜烂，亦可有轻度浸润，自觉仍有剧烈瘙痒。

（3）慢性湿疹。可因急性、亚急性反复发作不愈，而转为慢性湿疹，亦可一开始即呈现慢性炎症。表现为患部皮肤增厚、浸润，棕红色或带灰色，色素沉着，表面粗糙，覆以少许糠秕样鳞屑，或因抓破而结痂，个别有不同程度的苔藓样变，具局限性，边缘亦较清楚，外围亦可有丘疹、丘疱疹散在，当急性发作时可有明显的渗出。自觉症状亦有明显的瘙痒，常呈阵发。在手、手指、足趾、足跟及关节等处，因皮肤失去正常弹性加上活动较多，可产生皲裂而致皮损部有疼痛感。慢性湿疹可发生于身体任何部位，常见于小腿、手、足、肘窝、膝窝、外阴、肛门等处。病程不定，易复发，经久不愈。

无论急性、亚急性或慢性湿疹均病程不定、易复发、可互相转换、经久不愈。自觉瘙痒剧烈。饮酒、搔抓、肥皂洗、热水烫等均可使皮损加重，痒感增剧，重者影响睡眠。

3. 疾病原因

湿疹的发病原因很复杂，有内在因素与外在因素的相互作用，常是多方面的。外在因素如生活环境、气候条件等均可影响湿疹的发生。进入秋季，湿气较重，细菌繁殖快，不少湿疹一到秋季就发生，形态也多种多样，初起为急性，为红斑、丘疹、水疱等。外界刺激如日光、紫外线、寒冷、炎热、干燥、多汗、搔抓、摩擦以及各种动物皮毛、植物、化学物质等，有些日常生活用品如香脂等化妆品、肥皂、人造纤维等均可诱发湿疹。某些食物也可使某些人湿疹加重。内在因素如慢性消化系统疾病、胃肠道功能性障碍、精神紧张、失眠、过度疲劳、情绪变化等精神改变，感染病灶、新陈代谢障碍和内分泌功能失调等，均可产生或加重湿疹的病情。

4. 预防与护理

（1）生活要规律，忌熬夜、过度劳累，注意锻炼身体，养成良好的生活习惯。

（2）戒烟酒、浓茶和咖啡。饮食清淡，营养均衡，忌食海鲜和辛辣刺激食物。

（3）保持乐观向上，学会自我调整，避免不良情绪诱发或加重病情。

（4）一般护理。避免各种外界刺激，如抓、烫、肥皂擦洗等，以减少创伤、出血及感染。保持床单干燥、平整，增加患者舒适感。嘱患者穿宽松透气、清洁、柔软的棉质衣服。

（5）疹痒护理。洗澡不宜过勤，洗浴后一定要涂抹护肤乳液或护肤油。局部瘙痒剧烈、皮肤温度高，易导致失眠，可冷湿敷降低局部皮肤温度，可起到镇静功效。

（6）饮食护理。给予高热量、高蛋白、高维生素、易消化饮食，促进机体代偿功能及康复，避免腥、辣、酒、鱼、虾等易过敏与刺激性食物。

（7）心理护理。关心患者，耐心讲解湿疹发病的有关因素，解除顾虑，增强信心，以良好稳定的心理状态接受治疗。

第四章

冬季常见病的预防与护理

　　进入冬季，人体的新陈代谢变缓，以最大限度保存能量，但同时也降低了人体抵抗疾病的能力。加之人们的活动随着寒冷"指数"的升高而变得越来越少。所以，一些冬季多发病开始"活跃"起来。例如雨雪天气，脚下危机四伏；寒流侵袭，呼吸系统疾病接踵而至；气候寒冷干燥，嘴唇龟裂、皮肤干燥、过敏多有发生。此外，心血管病患者的发病率、死亡率在冬季最高；而溃疡病多发于11月至次年初春。寒风渐紧的冬日里，如何安然度过呢？下面我们介绍几种常见病的预防及护理。

第一节　呼吸系统疾病

　　冬季由于天气的寒冷，昼夜温差大，空气比较干燥，再加上无论是家里，还是办公室、商场等公共场所，常常开放有暖气，温度高，使空气更加干燥，容易引起呼吸道抵抗力下降，发生一些呼吸道疾病。

一、流行性感冒

1. 症状表现

　　流行性感冒简称"流感"，不同于普通"感冒"，也不是流行起来的"感冒"，是由流感病毒引起的急性呼吸道疾病，主要通过空气飞沫传播，具有传染性和明显的季节性，中国北方以11月至来年3月最明显，症状表现比普通感冒重，发病急，会在短时间内出现非常明显的发烧，体温高达39~40℃，可持续3~5天，伴有寒战、咳嗽、嗓子疼等，全身症状重，表现为头痛、肌肉酸痛、关节痛、乏力、呕吐和腹泻等，随着病情的加重，还可能会引起中耳炎、肺炎等并发症，多见于老年人、儿童、原有心肺疾病的人群。虽然流感对人体健康的危害很大，只要早用药物，可防可治，而且预后良好，极少数症状较重可导致呼吸衰竭甚至死亡。

2. 疾病原因

　　冬季里气温骤冷，室内温度高，造成温差大，人从室内来到户外，因为冷空气对呼吸道的刺激，导致呼吸道防御功能下降；室内的群体活动增多，大家交叉感染的机会也增多了；空气中细微颗粒严重超标，加重对呼吸道的损害；流感病毒在低温、干燥环境下仍可存活,并经常发生变异,尤其是甲型病毒极易变异,传染性强、传播迅速,极易发生大范围流行,一般3年一个流行高峰,发患者数多,严重影响人们的健康。

3. 预防与护理

(1)在日常生活中加强体育锻炼,提高机体抗病毒能力,注意休息和丰富的营养都能提高机体的防御能力。注意补充适量的维生素C,多饮绿茶,有助于抵抗流感病毒。每天定时开窗通风,保持室内空气新鲜。

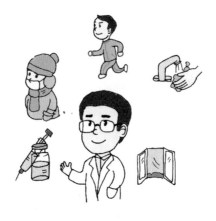

(2)接种流感疫苗被国际医学界公认是防范流感最有效的武器,尤其对于60岁以上的老年人、体弱多病者和青少年。接种后半年到一年有预防同型流感的作用,因为流感病毒的毒株经常变异,所以需要年年接种。

(3)在疾病流行期间应减少大型集会和集体活动;少出入人口密集的地方,到公共场所应戴口罩。家中如有流感患者要经常洗手,避免交叉感染。

(4)早期发现流感患者、早期就地隔离、早期治疗。目前对流感治疗无特效药,以加强预防和对症治疗为主。用抗生素对抗流感是无效果的,在流感发生时可以服用一些流感预防药物,当感冒症状严重或者并发其他症状时,应及时到医院就诊,在明确有细菌感染或者有并发症时,应在医师的指导下选择抗生素,禁止自行选择抗生素,造成抗生素滥用而引起耐药。

二、扁桃体炎

1. 症状表现

扁桃体炎是一种极为常见的咽部疾病,分为急性扁桃体炎和慢性扁桃体炎两种。

急性扁桃体炎:表现为咽部疼痛、吞咽困难、颌下淋巴结肿大及发热、头痛、呕吐、畏寒等。

慢性扁桃体炎:表现为咽部不适、异物感、刺激性咳嗽。如果咽扁桃体过度肥大时则出现鼾声、鼻塞等。

2. 疾病原因

急性扁桃体炎的主要致病菌为溶血性链球菌、葡萄球菌等,近年发现可由厌氧菌感染引起,细菌与病毒混合感染亦不少见。当身体在受凉、潮湿、过度劳累、烟酒过度等因素的影响下导致抵抗力下降时易发此病。慢性扁桃体炎的主要致病菌为链球菌和葡萄球菌,急性扁桃体炎反复发作,使机体抵抗力减弱,可继发慢性扁桃体炎。

3. 预防与护理

(1)锻炼身体,增强体质,特别是冬季,要多参与户外活动,使身体对寒冷的适应能力增强。

(2)注意穿衣保暖,避免受凉,使之少患或不患感冒。

（3）注意休息，室内温度不宜过高，以不感觉冷为宜，空气要新鲜，不要在室内吸烟，减少咽部刺激。

（4）注意口腔卫生，保持口腔清洁，吃东西后要漱口。及时治疗邻近组织的疾病，讲好个人卫生，养成良好的卫生习惯。

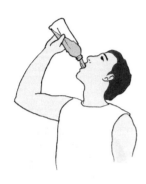

（5）多喝开水或果汁，以补充体内水分。注意加强饮食营养，提高机体抵抗力。

（6）避免在呼吸系统、消化系统疾病流行之际，带儿童到影院、商场等人口密集场所。

（7）急性期饮食宜清淡，宜食用含水分多又易吸收的食物，如稀米汤（加盐）、果汁、蔗糖水、马蹄水（粉）、绿豆汤等。慢性期宜食蔬菜、水果、豆类及滋润的食品，如青菜，番茄、胡萝卜、黄豆、豆腐、豆浆、梨子、冰糖、蜂蜜、百合汤等。急、慢性扁桃体炎均忌吃香燥辛辣煎炸等刺激性食物，如姜、辣椒、大蒜、油条等。

三、急性支气管炎

1. 症状表现

急性支气管炎是病毒或细菌、物理、化学刺激或过敏反应等引起的急性支气管炎症，常见于寒冷季节或气候突变时节，是婴幼儿时期的常见病、多发病，成人好发于糖尿病、慢性心脏病和60岁以上的老年人。往往继发于上呼吸道感染和流感之后，常为肺炎的早期表现，也叫"急性气管支气管炎"。表现以咳嗽为主，可伴有痰液增多，以清晨为重，也可伴有发热和呼吸急促、喘息等。发病初期以上呼吸道感染症状为主，表现为鼻塞、不适、寒战、低热、背部和肌肉疼痛以及咽喉痛，剧烈咳嗽的出现往往是继发急性支气管炎的信号。开始时干咳无痰，几小时或几天后出现少量黏痰，稍后出现较多的黏液或黏液脓性痰。有人表现为烧灼样胸骨后痛，以咳嗽时加重。由流感病毒引起的支气管炎可导致严重缺氧或通气不足。

2. 疾病原因

因病毒和细菌直接感染气管和支气管引起，也可因其先侵犯上呼吸道，引起继发感染。因为冬季气温低，吸入冷空气、粉尘和刺激性气体或烟雾等，可以引起气管-支气管的急性炎症反应或气管-支气管的变态反应，继而引起急性支气管炎。急性支气管炎治疗不及时可因为病情迁延发展为慢性支气管炎，这对患者，尤其对有慢性心、肺基础疾病者，产生极大危害。

3. 预防与护理

（1）加强锻炼身体，避免疲劳过度，注意休息，保持轻松愉悦的心情。

（2）冬季气温低，外出时注意戴好口罩，做好防寒保暖措施，预防感冒。保持室内温度在20℃左右，相对湿度为70%左右，加强营养的摄入，注意补充维生素C含量高的水果。

（3）积极治疗上呼吸道感染等疾病，发热期间应多喝水，注意卧床休息，对症使用止咳、化痰和解热镇痛药物，如果出现脓痰或持续性高热，表明病情加重，应及时到医院就诊，根据医师指导使用抗生素。

四、慢性阻塞性肺病

慢性阻塞性肺病（COPD）是一组慢性、不可逆性，以气道阻塞、呼气阻力增加、肺功能不全为共同特征的肺疾病的统称，主要包括慢性支气管炎、肺气肿、支气管哮喘和支气管扩张症等。

1.症状表现

（1）慢性支气管炎。患者每年慢性咳嗽、咳痰3个月以上，并持续2年，长期、反复、逐渐加重的咳嗽是本病的突出表现。轻者仅在冬春季节发病，尤以清晨起床前后最明显，白天咳嗽较少。夏秋季节，咳嗽减轻或消失。重症患者则四季均咳，冬春加剧，日夜咳嗽，早晚尤为剧烈。起病与感冒有密切关系，多在气候变化比较剧烈的季节发病。痰液一般呈白色黏液泡沫状，晨起较多，常因黏稠而不易咯出。在感染或受寒后症状迅速加剧，痰量增多，黏度增加，或呈黄色脓性痰或伴有喘息。当合并呼吸道感染时，由于细支气管黏膜充血水肿，痰液阻塞及支气管管腔狭窄，可以产生气喘（喘息）症状。寒冷季节或气温骤变时，容易发生反复的呼吸道感染。此时患者气喘加重，痰量明显增多且呈脓性，伴有全身乏力、畏寒、发热等症状。反复的呼吸道感染尤其易使老年患者的病情恶化，必须予以充分重视。

吸烟为慢性支气管炎的主要因素，吸烟者比不吸烟者的患病率高2~8倍，吸烟时间越久，日吸烟量越大，患病率越高。香烟产生的烟雾中有害物质，不仅能损伤呼吸道，降低局部抵抗力，还能引起小气道痉挛，增加气道阻力。过敏因素与慢性支气管炎的发病也有一定的关系，尤其是喘息型慢性支气管炎患者往往有过敏史。此外，长期接触工业粉尘和大气污染也是引起慢性支气管炎的原因。而机体抵抗力降低，是发病的内在因素。

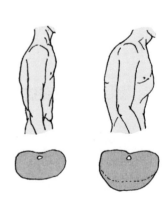

（2）肺气肿。肺气肿是支气管和肺疾病常见的并发症，尤以慢性支气管炎最为多见。常在慢性咳嗽、咳痰等基础上，出现逐渐加重的呼气性呼吸困难、胸闷、气促、发绀、通气障碍和低氧症状等表现。胸廓因过度吸气造成左右径与前后径比为1：1,就像"圆桶状",故称为"桶状胸"(如图所示),是肺气肿的典型特征。

吸烟、大气污染和某些能引起感染的致病菌(如流感病毒和上呼吸道常驻菌)在引起慢性支气管炎和小气道炎症时,都会并发阻塞性肺气肿。阻塞性肺气肿常与慢性支气管炎同时存在,而长期吸烟、慢性感染和大气污染等引起的小气道(主要是细支气管)炎症、管腔狭窄或阻塞,是引起阻塞性肺气肿的关键所在。

(3)支气管哮喘。简称"哮喘",是由于肺的高敏反应或其他因素引起的一种发作性、可逆性的慢性支气管炎症性疾病。病因较复杂,花粉、尘螨、动物毛屑、真菌、某些食品和药物等均可诱发哮喘发作,呼吸道感染和精神因素也可诱发哮喘发作。表现为反复发作的呼气性呼吸困难、咳嗽、胸闷和痰液阻塞,常伴有喘鸣音,被视为慢性阻塞性支气管炎的一种特殊类型。

(4)支气管扩张症。简称"支扩",多于儿童期或青年期起病,呈慢性过程,常在童年有麻疹、百日咳或支气管肺炎等不愈病史,以后伴有反复发作的下呼吸道感染,导致支气管变形及持久扩张。呼吸道感染是引起支扩的最常见原因,肺结核、肺炎和支气管阻塞及免疫功能失调等均可继发支扩。少数先天性支气管发育缺损和遗传因素,均可形成支扩(如图所示)。

呼吸道反复感染或反复发生肺炎,表现为慢性咳嗽、咳大量脓痰,常在晨起和夜间卧床时加重,痰液多时每日可达数百毫升,放置

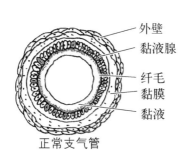

正常支气管

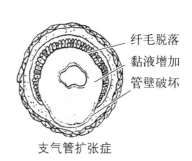

支气管扩张症

后可分三层：上层为泡沫、中层为黏液、下层为脓性物，伴有感染时痰液有恶臭味。稍活动即有胸闷、气急和发绀。50%~70%的患者有反复咯血，咯血量与病情严重程度有时不一致，可以从痰中带有少量血丝到大量咯血，部分患者以反复咯血为唯一的表现。可有发热、食欲下降、疲劳乏力、消瘦等症状，儿童可影响发育，部分患者伴有杵状指（趾）。

2. 疾病原因

进入秋冬季后，气温降低，昼夜温差加大，人的抵抗力下降，呼吸道易受到侵袭，引发各种呼吸道疾病。通常人们常说的"老慢支，肺气肿"绝大部分是慢性阻塞性肺病。

3. 预防与护理

（1）首先应戒烟。为了减少吸烟对呼吸道的刺激，患者一定要戒烟。其他刺激性的气体，如厨房的油烟，也要避免接触。

（2）饮食调护。注意饮食营养，多吃营养丰富的食品，禁食辛辣食物，避免冰冷食物刺激诱发咳嗽，少食多餐。在冬季干燥的情况下多饮水，每天饮水量应在1 500毫升以上，充足的水分有利于痰液稀释，易于咳出。适当地多吃点富含维生素C的水果和蔬菜，如猕猴桃、橙子、甜椒等，也可以每日食用核桃仁2~3个，以及人参、蛤蚧、川贝母、红花、冬虫夏草等，提高机体免疫力。

（3）注意气候变化和避寒保暖。严冬季节或气候突然变冷的时候，要注意衣着冷暖，及时增加衣服，不要由于受凉而引起感冒。一旦感冒发生要尽早就医，以尽早地控制已经发生的症状，阻止感染进一步发展。冬季寒冷季节室内的温度应在18~20℃为宜。

（4）生活起居。保持室内有一定湿度的新鲜空气流通，控制和消除各种有害气体和烟尘。保持居室清洁，避免扬尘，房间不宜铺地毯、放花草，寝具不宜用羽毛或陈旧棉絮填充。改善环境卫生，做好防尘,加强个人保护,消除和避免烟雾、粉尘和刺激性气体对呼吸道的影响。

（5）做腹式呼吸和有效咳嗽练习。（如图所示）取坐位,双脚着地,身体可以稍前倾,双手环抱一个枕头,进行5~6次深而缓慢的腹式呼吸,深吸气末屏气,然后缩唇(撅嘴),缓慢呼气,在深吸一口气后屏气3~5秒,身体前倾,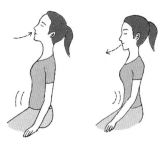从胸腔进行2~3次短促有力咳嗽,张口咳出痰液,咳嗽时收缩腹肌,或用自己的手按压上腹部,帮助咳嗽。如此反复练习,可加强呼吸肌的活动能力,促进痰液咳出。

（6）胸部叩击法练习。叩击时避开乳房、心脏和骨突部位。取侧卧位,叩击者使手掌呈杯状,以手腕力量,从肺底至下而上、由外向内、迅速而有节律地叩击5~15分钟。

（7）体位引流促进痰液排出。依病变部位不同,采取不同的体位,使病变部位处于高处,引流支气管开口向下(如图所示)。同时辅以拍背和咳嗽,以借重力作用使痰液流出。每次15~20分钟,每

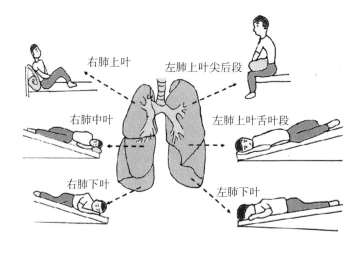

日2~3次。引流前可配合超声雾化吸入或用祛痰药等以稀释痰液，提高引流效果。引流宜在饭前进行，防止饭后引流致呕吐。引流过程中如出现咯血、头晕、发绀、呼吸困难、出汗、疲劳等情况因及时停止。引流后应注意卧床休息，漱口，保持口腔清洁，减少呼吸道感染机会。

（8）急性感染者或病情严重者应及早到医院就诊，并注意卧床休息，减少体力消耗，尤其伴有高热、食欲差、盗汗、消瘦和贫血者。

（9）康复期适当体育锻炼。适当参加散步、慢跑、打太极拳、练气功、做呼吸操和登梯练习等有氧运动，增强体质，提高呼吸道的抵抗力，防止上呼吸道感染，避免吸入有害物质及过敏原，可预防或减少本病发生。锻炼应循序渐进，逐渐增加活动量。

（10）药物穴位敷贴。慢性支气管炎是一种在冬季容易发生或加重的疾病，传统中医疗法中有一种特色治疗方法为冬病夏治，即在夏季给予针对性的治疗，提高机体的抗病能力，从而使冬季易发生或加重的病症减轻或消失。药物穴位敷贴为其中的一种方式，在贴敷后如有局部皮肤出现瘙痒时，不要用手搔抓以防感染。饮食上由于夏季炎热，往往易贪凉饮冷，若大量进食寒凉之品，则易致中阳受损，脾胃虚弱，甚至损及一身之阳气，因此请慎食寒凉肥甘滋腻之品，以保证治疗效果。

五、肺炎

正常的呼吸道防御机制是下呼吸道始终可以保持无菌状态，是否能引起肺炎的原因取决于两个因素：一是病原体的数量和毒力，二是全身免疫防御系统和呼吸道局部防御功能。如果病原体数量多，毒力强，机体的免疫防御系统功能下降和呼吸道局部防御受损，即可发生肺炎。最常见的肺炎类型有肺炎球菌肺炎、支气管肺炎、支原体肺炎和病毒性肺炎4种。

1. 疾病症状

（1）肺炎球菌肺炎。也叫"大叶性肺炎"，由肺炎球菌引起，多见于青壮年，常见诱因为受寒、醉酒、淋雨、感冒、疲劳或长期卧床等均可使全身免疫功能降低，而致肺部感染。表现为起病急、咳嗽剧烈、寒战、高热，数小时内体温可高达39~41℃、全身肌肉酸痛，患侧胸痛明显，咳嗽时加剧，咳铁锈色痰和呼吸困难，偶有恶心、呕吐、腹胀、腹泻等。大约经5~10天，体温下降，症状逐渐消退。

（2）支气管肺炎。主要由化脓菌感染引起，又称"小叶性肺炎"，好发于幼儿、儿童、老人及体质衰弱者。发病常与那些致病力较弱的菌群有关，这些细菌通常是口腔或上呼吸道内的常驻菌，往往在某些诱因影响下，如患传染病、营养不良、恶病质、昏迷、麻醉和手术后等，使机体抵抗力下降，呼吸系统防御功能受损时引起支气管炎，进而引起小叶性肺炎。

多数发病前先有轻度上呼吸道感染，轻者先有流涕、轻咳、低热、食欲差，1~3天后突然高热，体温38~39℃，咳嗽加剧、气促；也有突然发热、咳嗽、

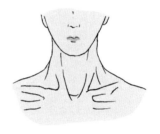

气急和烦躁。弱小婴儿大多起病迟缓，发热不高，咳嗽不明显，常见拒食、呛奶、呕吐、呼吸困难或呼吸增快，每分钟可达40次以上，伴鼻翼煽动，甚至出现三凹征的表现（胸骨上窝、锁骨上窝、肋间隙凹陷，如图）。经过及时治疗，多数可以治愈，婴幼儿、老年人和久病体衰者并发症多见，预后较差。常见并发症有心力衰竭、呼吸衰竭、肺脓肿、脓胸及支气管扩张症等。

（3）支原体肺炎。儿童和青年发病率较高，通常为散发性，偶尔流行。主要经飞沫感染，秋、冬季节发病较多，主要与室内活动增加及密切接触有关。起病急，发病初期表现为咽痛、头痛、乏力、发热、肌肉酸痛、食欲减退、恶心、呕吐等，发热一般为中等热度；2~3天后

出现明显的呼吸道症状，突出表现为阵发性刺激性咳嗽，以夜间为重，咳少量黏痰或脓痰，有时痰中带血，也可有气促、呼吸困难、胸痛。发热可持续2~3周，体温正常后仍可遗有咳嗽。当顽固、剧烈咳嗽，气促，胸痛明显时，咳痰表现常不显著。大多数预后良好，自然病程约为2周，可达到完全痊愈。

（4）病毒性肺炎。多发于冬春季节，由病毒感染引起的急性呼吸道传染病，以儿童多见，成人相对较少。以吸入性感染为主，通过人与人的飞沫传染。起病可急可缓，表现与支原体肺炎相似，常发生于上呼吸道感染数天后，伴有气管—支气管炎的表现，最早的表现为咳嗽和发热，体温一般可达38~39℃，同时伴有头痛、乏力、咳少量黏痰；婴幼儿可有呛奶、吐奶、睡眠不安等表现，病程一般为1~2周。在免疫力低下的儿童，往往表现严重，有持续性高热、心悸、气急、呼吸困难、发绀、极度衰竭，可出现休克、心力衰竭和氮质血症等，病程迁延。

2. 疾病原因

肺炎通常是指肺的急性炎症反应，为呼吸系统的多发病和常见病，多发生于冬季或冬春季节，因为气候骤变、温差大，常呈散发流行或暴发，南方有时在夏季或夏秋季节也有发病小高峰出现。空气污染、居室拥挤、屋内通风不良等是肺炎的外环境诱因。

3. 预防与护理

（1）加强个人防护，了解呼吸道传染病的相关知识，注意保持良好的个人卫生习惯和保持环境卫生，尽量减少在商城、影院、集市等公共场所的停留时间。丰富的营养和充足的睡眠可增强体力，保持良好的心情有助于预防呼吸道传染病，冬季里可适当进食大蒜和姜汤等食物预防呼吸道传染病。

（2）冬季气候干燥、寒冷，宜多喝温水，每日饮水量在1 500毫升以上，多吃富含维生素 C 的新鲜水果、蔬菜。除了要进行适当滋补外，还应增加对清肺润肺、滋阴润燥食物的摄取，如梨子、百合、银耳、莲子、猪血等，帮助润燥滋阴、清肺润肺。饮食讲究卫生，少吃生冷东西。

（3）注意多晒太阳，多参加户外活动，加强身体锻炼，户外锻炼时宜选在日出之后，即空气质量较好的时候。在气候骤变外出时，要及时增添衣服，注意保暖防寒和感冒。遭遇雾霾天气或去人口密集的地方，注意戴好口罩。

（4）房间要勤开窗、定期通风换气，保持室内空气新鲜，也可以采用食醋蒸熏的方法进行室内空气消毒。

（5）避免淋雨、受寒、醉酒、过劳等诱因，积极治疗原发病，如慢性心肺疾病、慢性肝炎、糖尿病和口腔疾病等，小儿疾病有：佝偻病、贫血、营养不良等。

（6）发病初期要注意休息并积极治疗，需在医师诊断下进行用药，防止炎症下移或加重。切记不要胡乱用药，特别是不能自行使用抗生素进行不规范治疗，防止耐药性的产生，否则不但加重病情，严重者甚至可有生命危险。

六、咽喉炎

1. 症状表现

咽喉炎是一种常见的上呼吸道疾病，可分为急性咽喉炎和慢性咽喉炎两种。急性咽喉炎常因病毒引起，其次为细菌所致，冬、春季最常见到，许多是由急性鼻炎、鼻窦炎、扁桃体炎所引起的。

急性咽喉炎起病较急，表现为咽部干燥、红肿、灼热、异物感，随后明显咽痛，吞咽唾液时咽痛往往比进食时更为明显，有时疼痛可放射至耳部。当炎症侵及喉部时，可有咳嗽和声音嘶哑。全身症状一般较轻，但因年龄、免疫力以及病毒和细菌毒力的不同而程度不

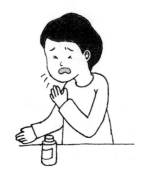

一，可有发热，体温升高至38℃、头痛、食欲不振或四肢酸痛等。

慢性咽喉炎主要表现为：咽喉中有异物感，咯之不出、咽之不下。鼻腔和咽部干燥不适，有黏稠样分泌物不易咳出，有恶心、呕吐、反胃、声音嘶哑、咽痛不适等症状，清晨为重。偶有头痛、头晕、乏力。

2. 疾病原因

（1）气候、季节的影响。寒冷可造成咽部黏膜血管收缩，引起局部抵抗力下降，冬春季节气候变化大，室内空气流通差，容易引起病毒和细菌的入侵，加之空气干燥和不洁，可以直接对咽部黏膜造成刺激和损害。

（2）咽喉附近器官疾病的影响。包括鼻腔、口腔、牙齿、牙龈、喉、气管、支气管等邻近器官的炎症，侵犯到咽部或分泌物反复刺激咽部，或因鼻腔疾病引起呼吸受阻而被迫张口呼吸等，均可导致咽喉炎。

（3）全身疾病的影响。过敏体质的人对外界环境、气候的改变过度敏感，容易感冒，从而引起咽喉炎。患有全身疾病，如风湿热、痛风、糖尿病、心脏病、贫血、肾炎、气管炎、支气管炎、肺气肿、支气管扩张、肺结核及消化系统疾病造成的营养不良、便秘等，均可导致全身抵抗力下降、咽部血液循环障碍，进而引发咽喉炎。

（4）其他因素的影响。来源于空气和饮食中的病毒和细菌，通过飞沫或密切接触而传播，是咽喉炎的主要致病因素；另外加上长期生活不规律、睡眠不足、疲劳、精神紧张，或者生活习惯改变，可使身体抵抗力下降；还有吸烟、酗酒，喜欢辛辣、烫热饮食也是引起咽喉炎的主要原因。工作环境中的空气被粉尘、烟雾和有刺激性的气体污染，以及由于职业因素而用声过多的人，也易得慢性咽喉炎。

3.预防与护理

（1）加强自身体质的锻炼，提高机体免疫力和抗病能力，气候突变时注意保暖防寒，预防感冒。经常刷牙和漱口，保持口腔清洁。

（2）饮食清淡为主，多食营养丰富的食物和稀软食物，忌过咸、过甜、辛辣食物和过于油腻食物，忌烟酒，多饮水，保持大便通畅。

（3）改善生活及工作环境，避免粉尘、烟雾和有害气体的刺激。

（4）在上呼吸道感染和感冒流行时，尽量避免与患者接触。生病期间要及早就医和治疗，防止因为忽视而造成病情迁延或引起其他并发症，注意休息，多饮白开水，多解小便，适当排汗。

（5）平时可用以下食疗辅助预防和治疗急性咽喉炎：取白萝卜250克，生姜50克，洗净、切碎、搅拌去渣取汁，加蛋清两个，冰糖少许，开水冲服，可以主治急性咽喉疼痛。芦根萝卜汤：芦根100克，萝卜250克，加水适量煎10分钟，加蜂蜜少许后饮用，具有清热解毒、消肿化痰的作用。

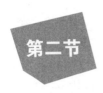

第二节　冬日里的皮肤保养

随着秋冬的来临,风力加大,天气变得寒冷干燥,唇部皮肤的皮脂腺少,缺乏角质层的保护,容易变得干涸、龟裂脱皮;在这样的季节中,尘螨等一些刺激皮肤的物质更加容易漂浮在空气当中;皮肤干燥、缺乏油脂保护,对外界过敏原刺激就会更加容易产生反应,所以冬季节也正是过敏好发的季节,如何保养皮肤成为刻不容缓的问题。

一、嘴唇龟裂

1. 症状表现

唇部皮肤的皮脂腺少,缺乏角质层的保护,在冬季,受到外界气候(寒冷、风等)的侵害,造成唇部组织血液循环受阻,容易变得干涸,并失去自然色泽和透明质感,还常常会龟裂脱皮,非常不雅观。

2. 疾病原因

嘴唇干裂多发生在秋冬季节,主要原因是秋冬气候干燥、风沙大,加上人体维生素 B_2、维生素 A 摄入量不足造成的。

3. 预防与护理

(1)饮食保障唇部健康。冬日,天气寒冷,会导致机体免疫力的下降,疱疹病毒容易侵袭,会出现"烂嘴角"的现象,医学上称为"口角炎"。但只要注重预防,是可以避免的。要注意饮食调整,多吃新鲜的绿叶蔬菜、水果、胡萝卜,适当的增加豆制品、蛋类、瘦肉、动物肝脏等含 B 族维生素丰富的食物，尽量做到不偏食、不挑食，少吃火锅等。一旦出现"口角炎"，可以涂上金霉素软膏、鱼肝油等。

（2）改掉损害唇部的不良习惯。当嘴唇感到干燥时千万不要去舔，因为口水虽然可以暂时湿润唇部，但是当它散发时，更会将原有水分带走，使嘴唇更干。要养成经常饮用开水的习惯，有利于提高唇部皮肤的滋润度，不要等到口干才饮水，那样会导致机体的水分缺乏。清洁时要讲究适度用力，如果用力太过，会伤害娇嫩的嘴唇，用力不够，则难以清洁彻底，可能导致黑色素沉淀。

（3）对于解决脱皮龟裂。润唇膏可以作为日常的护肤必需品放在包里随时使用，而含有维生素 E 成分的润唇膏被称为唇部晚霜，每天晚上在睡觉之前，涂上一点，完全可以预防双唇干燥脱皮。如果脱皮龟裂特别厉害可以涂上一层精华油，再用保鲜膜，剪下一块贴在嘴巴上，热毛巾敷在嘴唇上约 10 分钟，敷的同时也不影响做其他事。过一会油就会透过热度被嘴唇吸收，修复功效相当不错。

二、皮肤干燥皲裂

1. 症状表现

随着天气的变冷，很多人在上下班途中都会带上帽子、围巾、口罩等一些御寒用物。但是很多年轻的上班族，不仅穿得很少，而且很多还是穿一些低领的衣服。这样在室内、室外的温差很大和受到寒风的刺激的情况下，不仅容易感冒，而且皮肤很容易干燥，极易产生细纹，重者可发生皲裂。皮损分布于手掌、足跟、足跖外侧等角质层增厚或经常摩擦的部位，临床表现为沿皮纹发展的深浅、长短不一的裂隙，皮损可从无任何感觉到轻度刺痛或中度触痛，乃至灼痛并伴有出血。

2. 疾病原因

皲裂症的发生与表皮增厚、干燥、外界刺激以及局部活动有关。

手足掌部皮肤无皮脂腺，角质层较厚，并在反复活动中发生保护性增厚，在正常情况下不会发生皲裂。但到冬季，气候干燥寒冷，皮肤的毛孔收缩，汗腺分泌减少，又缺乏皮脂滋润，再加上各种物理性、化学性和生物性因素的刺激和摩擦，使掌皮较厚的皮肤变干变脆，失去弹性，当局部活动或牵拉力较大时，即可将其拉破而产生皲裂。另外，某些皮肤病如鱼鳞病、手足癣、冻疮等均可在病理条件下发生皲裂。

3. 预防与护理

（1）防寒保暖。随着天气的变冷，最好在上班的途中带好围巾，因为颈部的肌肤最容易出卖你的年龄。对于实在不愿意带围巾的人群，那做好皮肤保养的工作就显得必不可少了。

（2）清洁补水。在冬季，要及时的更换适合自己的皮肤清洁品，对于一些磨砂系列和深层清洁的洁面乳要谨慎使用，最好使用温和的洁面产品。对于洁肤水的选择也是如此，避免选用那些挥发特别快的爽肤水，可以选择温和保湿型的爽肤水。在上下班途中这些保养就显得更加重要。很多上班族在上班前保养防护工作做的还不错，但在下班时经常忽略，最好在下班前补一下水，再涂些保湿隔离霜；对于那些化过妆的人可以在涂一些保湿的粉底液，然后再出门。

（3）补充养分。在冬季，除了做好清洁、化妆水补充水分等外，还必须补充油质和养分。因为，当皮肤缺水、缺油的时候，就会出现一些细小的皱纹，甚至脱皮等现象。所以，在冬季，乳液和营养霜不可缺。对于唇部、眼、颈部更应该加强护理，如果出现明显失去光泽，甚至出现细纹的时候，可以使用一些针对性的产品进行修护滋润。平时有机会多按摩脸部，促进血液循环和加快新陈代谢，保持皮肤的健康。

（4）对于已经发生的手足等皮肤皲裂可以采取以下措施治疗：

① 如合并足癣、湿疹、鱼鳞病等，应同时进行治疗。

② 外用1%尿囊素乳膏，可去除角质、刺激上皮增生，减轻或解除疼痛。

③ 外用愈裂贴膏、甘油搽剂、15%尿素软膏等药。如果皲裂到出血、灼痛的程度，宜用热水将患处泡软、使皮肤滋润，用刀片将角质过厚处削薄，然后再外用药物。

三、冻疮

1. 症状表现

由于气候寒冷引起的局部皮肤反复红斑、肿胀性损害，严重者可出现水疱、溃疡，病程缓慢，气候转暖后自愈，易复发。

2. 疾病原因

寒冷是冻疮发病的主要原因。其发病原因是冻疮患者的皮肤在遇到寒冷（0~10℃）、潮湿或冷暖急变时，局部小动脉发生收缩，久之动脉血管麻痹而扩张，静脉淤血，局部血液循环不良而发病。此外，患者自身的皮肤湿度、末梢微血管畸形、自主性神经功能紊乱、营养不良、内分泌障碍等因素也可能参与发病。缺乏运动、手足多汗潮湿、鞋袜过紧及长期户外低温下工作等因素均可致使冻疮的发生。

3. 预防与护理

冻疮的预防重点在于保温和防冷防湿，尤其是在风雪天气，应注意室内外保温，及时增添防寒设施和衣物，尤其要保护暴露部位（额面、手足、耳鼻等）。

其次要加强耐寒防冻锻炼，经常揉擦手背、耳及额面部，促进血液循环，亦可冬病夏治，从夏季开始，每天将手足泡于冷水中，早晚

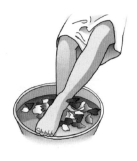

各一次,泡的时间可逐渐延长,从几分钟到半小时以上,持之以恒,使手足对寒冷的适应能力逐渐增强。

此外,手脚要经常用温水烫洗,及时擦干,再涂以各种防冻护肤脂、药用甘油、防裂膏、凡士林软膏等。鞋袜注意保持干燥,潮湿者勤换。

饮食上应多食高热量和高维生素食物,受冻后不宜立即加热或用火烘烤,切忌暴冻着热、暴热着冻,发现冻疮应及时治疗。

四、失禁相关性皮炎

1. 症状表现

失禁相关性皮炎,是一种皮肤表面的炎症,以皮肤散在出现的边界不清晰红斑、皮肤浸渍、糜烂甚至皮肤剥脱伴有或不伴有感染为主要症状,常伴有瘙痒、疼痛等影响个体的舒适度。

2. 疾病原因

当皮肤暴露于湿性环境(尿液、粪便或经常清洗),使皮肤渗透性增大、屏障功能降低。保护性屏障功能的减弱,为细菌真菌提供生长的温床,最终导致失禁相关性皮炎的发生。便失禁时,肠道内的细菌和酶能够削弱表皮的完整性从而导致皮肤损伤。在二便失禁中尿的碱性pH值能够促进粪便中脂肪酶和蛋白酶的活性,这些酶通过破坏角化细胞中的蛋白质导致皮肤受到侵蚀。摩擦力同样是造成皮肤破损、屏障功能降低的重要因素。

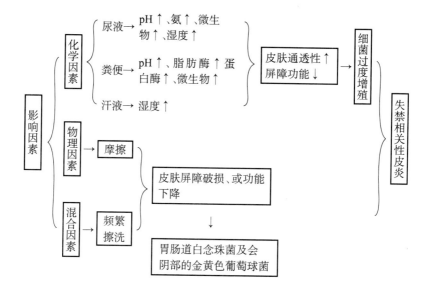

3. 预防与护理

（1）清洁皮肤。在清洁皮肤时动作要保持轻柔，防止人为摩擦力对皮肤的损害，选用中性或酸性，接近皮肤pH值的清洁剂，对皮肤的潜在伤害会更小。尽量降低擦洗频率，推荐使用一次性3合1的（清洁、保湿、护肤）含3%二甲基硅分子的湿巾代替水、肥皂和毛巾。

（2）使用保湿产品。在清洁好皮肤后使用保湿剂［包括甘油、脂肪酸、羊毛脂、凡士林、二甲基硅油（矿物油）等成分的产品］。

（3）使用皮肤保护剂。目前使用的皮肤保护剂有凡士林膏、二甲基硅油膏、氧化锌软膏、油脂、丙烯酸酯液体膜，防止皮肤过度的浸渍。

（4）吸收型产品。使用吸收型高的尿垫，对于卧床不能行走的患者，选择尿垫比穿纸尿裤更能预防臀部皮肤的损伤，尿垫要保持至少2小时检查一次，根据情况更换。

五、过敏

冬日来临，天气变得寒冷干燥，在这样的季节中，尘螨等一些刺激皮肤的物质更加容易漂浮在空气当中；另受寒冷的刺激，会导致皮肤更加干燥，当皮肤缺乏油脂保护，对外界过敏原刺激就会更加容易产生反应，很多人还会感觉皮肤发干，而且用完护肤品后，皮肤会呈现干燥红肿现象。

2. 疾病原因

在冬季，受到外界气候（寒冷、风等）的侵害，使用化妆品不当也会发生过敏反应。一方面可能是产品的原因，另一方面，可能消费者本身的原因造成（敏感性肌肤）。

3. 预防与护理

（1）天然植物护肤不一定都是安全的。在选用天然植物护肤前，可以在耳后或手臂内侧先涂上一点，确定无过敏反应后再进行全脸使用。

（2）在季节转换期间一旦发生过敏症状，应避免处于潮湿及过度高温的环境，皮肤也尽量少接触水，并勤擦保湿乳液、维持湿润。如果因过敏发生瘙痒症状，应剪短指甲，养成良好的卫生习惯，并避免搔抓。

（3）那一旦发生过敏使用化妆品反应该怎么办呢？首先观察一些自己身上出现的症状，将自己认为有问题的产品统一收集起来以备日后查用，然后去皮肤科寻求科学的解决之道。最有可能造成问题的是很流行的美白产品，它里面多少都含有些化学成分，对于敏感性肌肤来说，处理不好或是选择不当比较容易产生反应。

第三节　冬季相关疾病的预防与护理

一、骨折

1. 症状表现

骨折患者一年四季都有,然而冬季却是高发季节。大千世界被笼罩在纯净的白雪下面,给这个沉闷的季节带来几分浪漫,人们在雪上活动的同时却忘记了美丽的白雪下暗藏的危险,稍不留神,脚底一滑,就可能摔伤造成骨折。骨折时会出现疼痛、关节畸形、肢体异常活动、骨摩擦音或骨摩擦感。

2. 疾病原因

冬季骨折患者增加的原因有四:第一,雨雪天气多,道路滑湿易摔倒。第二,天气寒冷,人体活动量减少,肌肉骨骼弹性降低,协调性较差,相比其他季节容易跌倒。第三,冬天穿衣服过多过厚,活动不灵活,易跌倒造成骨折。第四,冬季饮食中高热高脂高蛋白食物较多,尿钙的排泄增加,骨质会相对变疏松,成为骨折的高危因素。

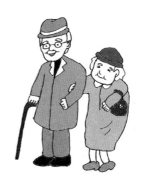

跌倒后人们常用手去支撑倒下的身体以维持平衡,这样做的直接后果就是尺桡骨远端(手腕)骨折或者肱骨近端(肩膀)骨折,若髋部着地则会造成股骨颈骨折、股骨转子间骨折或者骨盆骨折甚至脊柱骨折等。

3. 预防与护理

（1）防滑。在雨雪天气行走时要注意选择防滑的鞋子出行，尽量不穿高跟鞋出行。行走时要注意慢行并且确保脚底踩稳后再踏出下一步，切忌在上面奔跑。

（2）补充钙质和维生素D。钙和维生素D应同时补充，促进钙质能顺利被身体吸收，含钙丰富的食物包括乳制品、鱼类、豆制品等，至于维生素D的补充，一般人只需晒晒太阳即可，晒太阳时应注意到室外让身体直接与太阳接触，不要怕冷隔着窗户晒太阳，因为紫外线是不能穿过窗户上的玻璃的。

（3）先热身再运动。冬季活动前应充分热身，增加关节的活动度。由于天气寒冷，肢体僵硬，在进行户外活动前需做好热身运动，让身体灵活起来，有效预防骨折。

（4）应急措施。一旦发生骨折，应立即制动骨折部位的肢体，并且就地取材，用木板条、硬纸板等将骨折部位固定，注意绑扎时应将骨折端上下两个关节同时固定，以确保有效限制骨折部位的活动，四肢固定要露出指（趾）尖，以便随时观察末梢血液循环。固定时先将伤者侧卧，动作要轻柔，并自始至终保持伤者身体长轴（颈椎、胸椎、腰椎和骶椎）在同一水平线上。头颈部、足踝部及腰后空虚部位

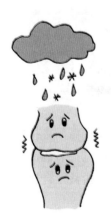

要用棉花等软物垫实。另外，要把伤者双肩、骨盆、双腿及双脚用宽带固定，以免颠簸、晃动。初步固定后应及时就医寻求专业治疗。

二、老寒腿

人们口中的"关节炎""老寒腿"其实大多指的是骨关节炎。主要是由于关节长时间使用，关节处的软骨变薄、软化、失去弹性，甚至碎裂、剥脱。失去了软骨的保护，软骨下的骨头就会在摩

擦过程中长出"骨刺",最终导致关节疼痛、关节僵硬和活动受限,因此,骨关节炎实际上是因为关节软骨磨损造成的无菌性炎症。

1. 症状表现

目前医疗界对"老寒腿"最普遍的共识是:"老寒腿"的病症,与天气有关,阴寒和湿冷是最关键的致病诱因,表现为反复发作、久治不愈的腿部酸麻疼痛。当天阴下雨或气候转凉时,常有许多患者膝关节疼痛加重,这些患者以中老年人为多,因此也被称为"老寒腿",随着冬季来临,一些经过治疗已经不再疼痛的患者,病痛也可能又会发作起来。

2. 疾病原因

"老寒腿"实际上是关节软骨老化与磨损造成的,因此,本病的病因是由对关节造成磨损的各种因素引起。

(1)"O型腿""罗圈腿""萝卜腿"。腿不直不仅影响美观,最大的危害是会影响关节的健康。"O型腿"在医学上称为膝内翻,在正常情况下重力传至膝关节,其60%分布于内侧,40%分布于外侧,但当膝内翻时,更多的压力传至内侧,从而加速内侧软骨的磨损、破坏,继发骨性关节炎。

(2)常穿高跟鞋走路也会造成膝关节、踝关节以及脚趾关节受力改变,久而久之则会导致关节磨损。

(3)关节缺乏运动。办公室的"久坐一族",长时间总保持一个姿势,同样会加大部分关节的负荷,引发骨关节炎。长时间不运动,韧带、肌腱、肌肉的功能都会减弱,影响关节的稳定性。在这种状态下,一旦突然运动,关节受伤的风险会更高。

实际上,对于"老寒腿"的认识,许多人都存在一定的误区:

(1)在多数人的认识里,"老寒腿"都是老年人的病,虽然老年人患"老寒腿"的可能性相对较大,但这种病症并非与年轻人无关。

尤其一些年轻女性,寒冷时节依然短裙飘飘,想美丽却"冻"人,"老寒腿"就会主动找上门来。

（2）很多患者都是因为在阴湿寒冷的环境下工作和生活而患上"老寒腿"的,后来经过治疗,病情好转,甚至症状完全消失,因此大多数人认为"老寒腿"治好了,就一劳永逸了。然而,"老寒腿"是一种"环境病",一旦遇上诱发疾病的气象环境,最易复发。比如,有些怕热的"老寒腿"患者,夏天也犯病,因为空调房间的冷空气总在最底层,加之墙体温度很低,有"老寒腿"毛病的下肢,自然会复发。

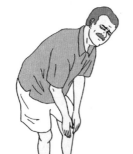

（3）"老寒腿"是一种慢性病,适度的体育锻炼可防止肌肉萎缩,增强腿部肌肉的力量。"老寒腿"的主要症状,多为膝关节疼痛,所以有些患者就把锻炼目标瞄准膝关节,经常以半蹲姿势做膝关节前后左右摇晃动作,试图达到锻炼、消痛的目的。这样做其实是不科学的,因为半蹲时髌骨所承受的压力最大,摇晃反而加重磨损致使骨痛加重。

3. 预防与护理

"老寒腿"的治疗分为急性期和非急性期两种:非急性期（非红肿热痛时）,可以热敷,以改善局部血液循环,促进新陈代谢,抑制炎症;膝盖戴上护膝,稳定关节,减轻关节承受的重量负担,利于康复。急性期时,不能用保暖法进行热敷,因这样做反而会使关节受热过度,导致关节疼痛加重。可以使用助行器行走,减轻关节的受力。还可通过消炎止痛药、关节注射类固醇以及软骨保护剂来减缓症状,必要时可通过关节镜手术进行关节灌洗、清理。如果关节严重磨损或变形时,唯一有效的治疗方法是人工关节置换术,它可使骨性关节炎晚期患者解除疼痛,改善功能,提高晚年生活质量。

"老寒腿"是一种慢性疾病,复发率极高,"防"重于"治",因此,如何预防老寒腿症状发作则至关重要。预防"老寒腿"的发生,应从秋末冬初寒流还未来临之时开始,直到第二年春初(特别是在冬季),着重保护好下肢。

(1)腿脚保暖。双脚远离心脏,血液供应较少,对寒冷非常敏感,易致腿脚毛细血管发生痉挛,血液循环受阻,这样便会累及膝关节,久之造成骨性关节炎的发生。因此,耐寒能力差的中老年人,在寒冷季节应特别注意腿脚部的保暖,除穿好裤子(如棉裤等)、鞋子(如棉鞋或毛皮鞋等)和袜子(如毛巾袜等)外,平时还要尽量避免久坐不动和过度休息,以免使关节周围的血液无法疏通,但有些人喜欢穿护膝保暖,如果护膝过紧会影响血液循环,反而对身体不利。

(2)睡前足浴。每天在睡前用热水洗脚。有研究表明,足浴对预防"老寒腿"也大有裨益。临睡前用热水(以脚能耐受为度)泡脚10~15分钟,将脚擦干后再在脚掌心部位按摩60~100次,不仅能促进下肢血液循环,消除一天的疲劳,有助于睡眠,还能升提阳气、温解下元、滋润肺肾、驱祛湿邪。

(3)适当锻炼。正确适当的锻炼,可以预防、延缓和减慢骨性膝关节炎的进程,其中加强下肢运动显得格外重要。下肢锻炼的方法很多,如打太极拳、慢跑、散步、游泳、骑脚踏车等。运动量以身体舒服、微有出汗为度,贵在坚持。但要避免膝部损伤的运动:如半蹲、全蹲、跪、屈膝环绕活动等,爬山、爬楼梯或下蹲起立等运动也会增加关节扭动或使关节面负荷过大,对"老寒腿"不利。

(4)适度休息。不要劳累过度,走路、站立时间也不宜过长,当膝盖感觉不舒适、隐隐发疼时,应立刻休息。

(5)尽量少穿高跟鞋。哈佛医学院的研究显示,细高跟鞋会让膝关节承受的压力增加26%,宽高跟鞋则增加22%,长此以往,膝关节软骨磨损将会加重。

(6)合理饮食。讲究饮食平衡,避免营养过剩造成肥胖,以减轻膝关节的不必要负担。可多吃些羊肉、鸡肉、猪肝、猪肚、带鱼等御寒食品。药酒御寒也值得提倡，在酒中适当浸泡一些枸杞、人参之类的中药，效果更理想。另外，畏寒与甲状腺素分泌减少有关，甲状腺素的形成必须有足够的碘参与，因此，在寒冷的季节还应多吃些含碘丰富的海带、紫菜、淡菜等海产品，以利于甲状腺素的合成，增强人体的产热功能，促进人体的新陈代谢，起到御寒防冻的作用。

此外，对下肢的骨、关节的畸形或疾病，应及早诊疗，并注意防止外伤或过度劳累，特别是人过中年，尤其应该注意生活规律，保持良好的作息习惯，讲究劳逸结合，保证睡眠充足。一旦出现膝关节不适，应及时到正规医院查治，做到防患于未然。

三、消化性溃疡

消化性溃疡是一种常见病和多发病，冬天早晚温差较大，而且冷空气活动频繁，气温骤然变冷，人体受到冷空气刺激后，胃酸分泌大量增加，胃肠发生痉挛性收缩，消化系统很容易出现功能失调，抵抗力随之降低，导致消化性溃疡。消化性溃疡包括胃、十二指肠溃疡，十二指肠溃疡较多见，好发于青年，胃溃疡要晚十年，均好发于男性，消化性溃疡有明显的季节性，秋末冬初、冬春之交易发病。

1. 症状表现

消化性溃疡是慢性过程，长期反复发作，几年至几十年，也称老胃病，发作期和缓解期交替，间隔不定，呈现周期性发作特点，秋冬和冬春之交，不良精神情绪易于诱发，主要表现为节律性上腹痛，疼痛部位一般位于上腹部，溃疡疼痛与饮食之间的关系具有明显的相关性，十二指肠溃疡常会在空腹时引起疼痛或夜间睡觉时被疼痛惊醒，进食后疼痛缓解，胃溃疡往往是在饱餐后才会引发疼痛，除此之外胃溃疡患者可能同时伴有上腹隐痛不适、饱胀、厌食、嗳气、反酸等消化不良症状。

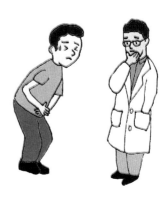

2. 疾病原因

胃酸分泌过多、幽门螺杆菌（Hp）感染和胃黏膜保护作用减弱等因素是引起消化性溃疡的主要环节。十二指肠溃疡Hp感染率为95%~100%，胃溃疡Hp感染率为85%~90%。根除Hp可降低消化性溃疡复发率和并发症。其他因素如遗传因素、应激反应、吸烟、不良的饮食习惯，药物因素如阿司匹林等，都和消化性溃疡的发生有关。

3. 预防与护理

消化性溃疡的形成和发展与胃液中的胃酸和胃蛋白酶的消化作用有关，故切忌空腹上班和空腹就寝，戒除不良生活习惯，减少烟、酒、辛辣、浓茶、咖啡及某些药物的刺激，对溃疡的愈合及预防复发具有重要意义。

（1）急性期以清淡易消化的低温半流质食物为主，少食多餐，限制肉汤、鸡汤、鱼汤的摄入，因脂肪过多摄入会促进胃酸分泌和胆汁反流，加重病情，进食不宜过快，要细嚼慢咽，不吃粗糙过热的刺激性食物，如高纤维素、辛辣食品等。

（2）恢复期坚持药物治疗，掌握进食规律性，预防疾病复发，以日进餐4~5次为宜，忌食酸性食物，多食偏碱性食物，以清淡易消化为主，适当补充蛋白质、维生素等。

（3）选择富含B族维生素、维生素A、维生素C的食品。富含维生素A的食物包括各种动物的肝脏，其次为蛋黄、黄油、乳粉及含脂肪较高的鱼类；深绿色的叶菜类如菠菜、韭菜、芹菜、油菜等，橙黄色的根茎如胡萝卜、甘薯及水果中的芒果、杏子、柿子和柑橘等。充足的B族维生素是构成胃蛋白酶的重要成分,是胃酸正常分泌必不可少的维生素,B族维生素有较好的抗压作用,可抑制因压力对溃疡的影响,含B族维生素的食物主要是肉类、酵母、谷类、动物肝脏、牛奶等。维生素C的主要功能是参与细胞间质的合成,解除体内的毒性物质,参与体内的代谢反应,是胶原蛋白的重要组成成分,促进溃疡愈合,含维生素C丰富的食品包括柠檬、草莓、石榴、猕猴桃、菠萝、哈密瓜等,另外还有白菜、土豆,花生等。

(4)戒烟,吸烟与消化性溃疡的发生呈剂量效应关系,抽烟时间越久,数量越多,消化性溃疡的发生率也越高。

(5)忌饮浓茶、咖啡,饮浓茶、咖啡使胃酸分泌增加,诱发消化性溃疡或使消化性溃疡患者的疼痛发作,此外水温过烫也会损伤胃黏膜。

(6)溃疡病所吃食物必须切碎煮烂,可选用蒸、煮、氽、软烧、烩、焖等烹调方法,不宜用油煎、炸、爆炒、醋溜、冷拌等方法加工食物。

四、脑卒中

1.症状表现

脑卒中早期会出现一些症状,主要表现为猝然昏倒,不省人事,伴发口眼歪斜、语言不利、半身不遂或无昏倒而突然出现半身不遂。其中中老年人常见、多发,具有发病率高、死亡率高、致残率高、复发率高以及并发症多的"四高一多"特点。

脑卒中先兆征象的表现多种多样,我们经常见到的主要有:

(1)近期先兆:① 头晕突然加重。② 头痛突然加重或由间断性头痛变为持续性剧烈头痛。一般认为,头痛、头晕多为缺血性脑卒中的先兆,而剧烈头痛伴恶心、呕吐则多为出血性脑卒中的先兆。③ 肢体麻木,或半侧面部麻木或舌麻、口唇发麻,或一侧上下肢发麻。④ 突然一侧肢体活动不灵或无力,时发时停。⑤ 暂时或突然出现吐字不清，说话不灵。⑥ 突然出现原因不明的跌跤或晕倒。⑦ 精神改变，如个性突然变为沉默寡言、表情淡漠或急躁多语、烦躁不安，或出现短暂的判断或智力障碍。⑧ 出现嗜睡状态，即患者昏昏沉沉，总想睡觉。⑨ 突然出现一过性视物不清或自觉眼前一片漆黑，甚至一过性突然失明。⑩ 恶心、呕吐或呃逆，或血压波动并伴有头晕眼花或耳鸣。此外还有鼻出血，特别是频繁型鼻出血则常为高血压脑出血的近期先兆。

（2）远期先兆：① 头痛、眩晕或头晕。② 记忆力减退、健忘。③ 肢体麻木，特别是手指麻木。④ 头摇、口角撮动、下眼皮跳。⑤ 鼻出血等。

上述这些症状并无特异性，有很多其他疾病也可出现类似症状。因此，出现这些症状时，需要及时去医院请医师给与诊断和治疗，千万不要粗心大意或不在乎，以免误诊。

2. 疾病原因

虽然脑卒中的发病多呈急性、突发性，但其病理过程却多是缓慢进展的，在整个病理变化过程中，很多内、外因素可促使这个病理变化过程突然升级、病情突变而发生卒中。常把这些可促发卒中的人体内、外因素称卒中诱发因素，简称诱因。卒中的诱发因素很多，它贯穿在日常生活、工作之中。

卒中的诱因大致有：① 情绪不佳（生气、暴怒、激动）。② 饮酒过量。③ 过度劳累。④ 用力过猛（搬运重物、性交）。⑤ 超量运动或剧烈运动。⑥ 气候变化，特别是气候骤然变化。⑦ 突然体位改变。⑧ 服药不当，如降压药使用不当。⑨ 大便干结，排便用力过度。⑩ 看电视时间过长，此外还有用脑不当，主要是过度用脑，精神高度紧张，大量出汗或发汗（如过度洗桑拿浴）等，这些诱因几乎都与造成血压的波动有关，所以凡能引起血压急剧波动或脑部血液供应变化的各种因素，均可成为脑卒中的诱因。早期对这些因素予以有效的干预,能显著降低卒中的发病率和死亡率。

3.预防与护理

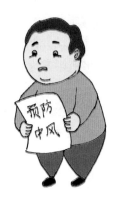

脑卒中预防是指对有脑卒中倾向但无脑卒中病史的人群提早采取措施,从而对一些可控因素进行有效的干预,主要有以下几个方面:

(1)防治高血压。高血压是脑卒中发病的最主要因素。每天的氯化钠摄入量控制在3~6克;禁烟限酒;适量运动,每周做150分钟中等量有氧运动;放松心态,调整生活工作节奏;控制血糖、血脂和体重。不同的病要控制在不同的血压水平,一般人控制在140/90毫米汞柱下,糖尿病患者控制在130/80毫米汞柱下,心血管病患者舒张压控制在85毫米汞柱下。不同的患者要选择不同的降压药,糖尿病患者首选血管紧张素转换酶抑制剂或受体拮抗剂,心脏病患者可选钙离子拮抗剂或β受体拮抗剂等。并注意血压负荷,在血压高峰前服药,老年高血压病患者应逐步降压以避免并发症。

(2)防治高脂血症。控制饱和脂肪酸、反式脂肪酸的摄入,尽量食用不饱和脂肪酸;三酰甘油增高可加用贝特类或烟酸类降脂药,三酰甘油应控制在1.7毫摩尔/升(150 mg/dl)以下;LDL-C增高、HDL-C降低、总胆固醇增高、载脂蛋白B增高首选他汀类降脂药强化降脂,HDL-C应控制在1.15毫摩尔/升(40 mg/dl)以上,女性HDL-C目标值应高出男性10 mg/dl(0.26毫摩尔/升),LDL-C控制在2.6毫摩尔/升(100 mg/dl)以下。

(3)防治高血糖。控制总热量,控制蛋白、脂肪、碳水化合物比例,增加运动量,调整心态、调整生活方式。有糖尿病家族史,要定期复查血糖。血糖升高,应积极应对,根据血糖和胰岛素检测,合理选择磺脲类、双胍类或胰岛素等治疗,积极改善胰腺功能。糖化血红蛋白（AIC）应＜7%,在不引起明显低血糖的前提下,可＜6%。全球糖尿病患者2.46亿,中国糖尿病患病率居世界第二位,2006年统计为2 100万,每5~10年增长1~3倍。患病前应预防糖尿病发生,患病后应预防糖尿病并发症。

（4）防治超重或肥胖。适当增加食物纤维,每消耗4184千焦（1 000千卡）热量,摄入食物纤维≥14克,增加运动量,控制总热量。

（5）抗血小板预防性用药。每日口服75~162毫克肠溶阿司匹林。18岁以下禁用,有胃出血倾向或有胃病老年患者可选用其他抗血小板药。

（6）抗抑郁症。在小于65岁的人群中,抑郁症是脑卒中或短暂性脑缺血发作（transient ischemic attack, TIA）的独立危险因素;小于60岁人群中,抑郁症可使卒中危险增加4倍。应积极治疗抑郁症,包括抗抑郁药物和心理治疗。

（7）其他。夜间小便要缓慢,防止卒中发作;冬季寒冷时易发病,应预防;感染、手术、止血药应用等,都要注意预防卒中发生。

五、心血管疾病

1. 症状表现

冬季是心血管病高发季节,研究显示,在寒冬季节,高血压、心肌梗死、心力衰竭的发病率远高于其他季节,心脏病突发事件比其他季节高2~3倍。人体在受到寒冷刺激时,会引起交感神经兴奋,血压升高,所以要注意突然出现的眩晕、剧烈头痛等先兆症状;另外,寒冷也会引起冠状动脉痉挛,直接影响心脏本身血液的供应,诱发心绞痛或心肌梗死,常表现为突然出现的心前区不适或疼痛。

2. 疾病原因

由于天气变凉,室内外温差大,皮肤和皮下组织血管收缩,周围血管阻力增大，加之气候干燥，人的生理功能反映比较迟缓，时常处于应激状态，原有动脉硬化病症的患者血管弹性差、管壁厚、管腔细，更加大了心脏的负荷，导致血压升高，或造成供应心脏血液的冠状动脉痉挛，使得原本因粥样硬化而狭窄的血管更加狭窄，甚或发生闭塞，更严重的时候，冠脉痉挛还会引发粥样硬化斑块破裂，血管堵塞，从而造成心绞痛或心肌梗死的发生，甚至危及生命。另外，天气变凉后，人们食欲增加，如不加控制也容易引起体重超标，危及心脏健康。冬季容易患呼吸系统的毛病，例如上呼吸道感染、支气炎、肺炎、气喘，都会加重原有心脏血管疾病的病情。所以，在冬季，寒潮突然来临，气温骤降时，患者发生心脑血管意外就会突增。在日常生活中，冠心病患者在大风降温天气外出迎着寒风行走或活动时而发生心肌梗死的情况已不少见。

3. 预防与护理

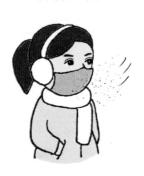

（1）患有心血管系统疾病的患者要特别注意防寒保暖，避免严寒刺激，尤其要护好头部、手部和脚部。寒潮来袭时，气温骤降，要注意及时添加衣服，预防感冒；外出时要戴手套、帽子、围巾，穿大衣；睡前用热水烫烫脚，夜间上卫生间时要穿上衣服；洗澡时先放热水；等水温合适后再脱衣服；大风降温时，不要迎风行走。心功能不全的患者，冬季更要注意治疗原发疾病（即引起心功能不全的疾病如冠心病、高血压性心脏病、风湿性心脏病、肺心病等），还要预防各种感染，避免诱发心力衰竭，如呼吸道感染（感冒发热、咽喉炎、气管炎、肺炎等）、泌尿道感染（女性多见）等。

（2）冬天，心血管疾病的患者在饮食上应当多吃一些产热量高和营养丰富的食物，如瘦肉、鸡、鱼、乳类及豆制品，少吃油腻食物。

膳食总体结构应低盐、低脂、低胆固醇，烹调时尽量使用植物油，主食应粗细搭配，多食新鲜蔬果，少吃煎炸食品。多吃植物蛋白，优质植物蛋白的来源主要是豆类和坚果，比如杏仁、大豆等。低盐低脂的饮食非常重要，吃饭时最好是七八分饱，饱食、寒冷、激动、劳累都容易诱发心血管疾病的发生。同时注意多喝水，避免因大便干燥用力过猛而诱发突发的恶性心血管病的事件。

（3）坚持适当的体育锻炼，增强免疫力，提高耐寒能力。原有心血管基础疾病的患者，不适宜进行过于剧烈的体育运动，可参加一些比较柔和的体育锻炼活动，如户外散步、慢跑、打太极拳、练气功等。因清晨人体血管应变力最差，是急性心肌梗死发生的高峰时段，切忌一大早出门进行跑步等锻炼活动，最好在阳光充足时运动。每天慢跑或快步走20~30分钟，无器质性疾病的人群，运动过程中的心率控制在不超过（180-年龄）次/分，如年龄70岁的老人，运动极限心率最好控制在110次/分左右，按照个人体质不同适当调整。适当的体育锻炼能营养心肌，改善心功能，有效预防动脉硬化。

（4）适当控制情绪，保持平和心态。很多心脏病患者是A型性格，A型性格人群表现为比较积极向上、容易冲动、脾气大，而极度愤怒或紧张都可诱发心肌梗死和脑卒中，因此，心脏病患者要保持乐观愉快的心情，对一些自己要发脾气或者很不满的事情，应注意克制，切忌狂喜暴怒、过度抑郁、悲伤、恐惧和受惊。平时可以欣赏一些舒缓平和的音乐，还可以写写字，练练自己沉稳的心理。

（5）戒烟。吸烟会导致高血压和动脉硬化。冬季门窗关闭，香烟燃烧后的烟雾和残留物质集聚于室内，形成二手烟，对人体造成更大的伤害。尼古丁被吸入人体后，可引起血压升高，心跳加快，心肌耗氧量增加，从而加重心肌负担；长期大量吸烟还会促进大动脉粥样硬化，小动脉内膜逐渐增厚，同时由于吸烟者血液中一氧化碳血红蛋白含量增多，从而降低了血液的含氧量，使动脉内膜缺氧，动脉壁内脂的含氧量增加，加速了动脉粥样硬化的形成，导致心绞痛或心肌梗死发作。

（6）限酒。大量饮酒会导致动脉硬化。多年来世界各地的研究证明，经常饮酒的人高血压的患病率比不饮酒者多50%。饮烈性酒者血压比饮啤酒或葡萄酒者更高，因此，对于高血压患者或有高血压家族史的人群来说，最好是少饮酒或不饮酒。专家主张，日常可以饮用少量红葡萄酒，因为红葡萄皮中的白黎芦醇有益于心血管。

（7）冬季心血管急症的急救常识。心血管疾病往往发作突然、来势凶猛，很快就威胁到患者的生命。第一时间的有效处理往往能为患者争取到更多的救治时间和生存机会。

① 高血压危象。冬季出现血压突然升高，出现头痛伴恶心甚至呕吐，这时应让患者卧床休息；家中如有血压计应立即测量患者的血压和心率；若血压较高，可先予硝苯地平（心痛定）或卡托普利（开搏通）1至2片口服或舌下含服，并在20~30分钟后复查血压。需及时就诊，在医师指导下适当调整用药。除了常规的长效降压药以外，若因气温骤降、情绪波动等情况出现血压波动，需遵医嘱加用短效降压药，长短结合，以更好地控制血压，减少不良影响。坚持服药，保持血压稳定。切忌随意停服，一般情况高血压者冬季应适当增加降血压药物量。

② 急性心肌梗死。患者出现持续的心前区的疼痛，疼痛的部位与心绞痛相同，但持续时间较长，程度更重，伴有恶心、呕吐、出汗，有濒死感，症状和后果比心绞痛要严重得多。这时应让患者绝对卧床休息，松解领口，室内保持安静和空气流通。有条件可立即吸氧。

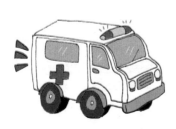

舌下含服硝酸甘油1片或硝酸异山梨酯（消心痛）1~2片，同时马上呼叫急救中心。切忌搭乘公共汽车或扶患者步行去医院，以防心肌梗死的范围扩大，甚至出现恶性心律失常、心脏破裂等并发症。

③ 心力衰竭。原有风湿性心脏病、冠心病、高血压性心脏病及肺心病的老年人，如果突然出现呼吸困难，应让患者安静休息，上半身垫高，两条腿下垂，有条件可立即吸氧，不要随意给药，并立即呼叫120急救车尽快送医院救治。